Stuhl-Yoga für Männer ab 50

Steigern Sie Ihr Wohlbefinden, entdecken Sie die Vitalität neu und beschreiten Sie einen ganzheitlichen Weg zur Gesundheit

Ethan Steve

INHALT

EINFÜHRUNG

Willkommen auf der transformativen Reise des Stuhl-Yoga, maßgeschneidert für die angesehenen Herren ab 50 Jahren. In einer Welt, die uns ständig vorantreibt, ist es entscheidend, Praktiken zu finden, die nicht nur die körperliche Gesundheit, sondern auch das geistige und emotionale Wohlbefinden fördern. Stuhlyoga dient als Tor zur Harmonie zwischen Körper und Geist und bietet einen ganzheitlichen Fitnessansatz für den reifen Mann, der Vitalität und Ausgeglichenheit in seinem Leben sucht.

In diesem umfassenden Leitfaden erkunden wir die Kunst des Stuhlyoga und erschließen seine unzähligen Vorteile, die über die reine körperliche Betätigung hinausgehen. Egal, ob Sie ein erfahrener Yogi sind oder zum ersten Mal auf die Matte treten, dieser Leitfaden soll Ihr Begleiter auf dieser bereichernden Reise sein.

Während wir uns gemeinsam durch die Bereiche des Stuhl-Yoga bewegen, vertiefen wir uns in die grundlegenden Posen, Atemtechniken und Meditationspraktiken, die speziell auf die besonderen Bedürfnisse und

Herausforderungen von Männern über 50 zugeschnitten sind. Aber bevor wir uns auf dieses Abenteuer einlassen, wollen wir uns damit befassen eine starke Grundlage, indem Sie die Bedeutung von Sicherheit verstehen und die zahlreichen gesundheitlichen Vorteile annehmen, die Stuhlyoga für Ihr Leben mit sich bringen kann.

Schnallen Sie sich an, meine Herren, wenn wir uns auf eine erholsame Reise begeben, die nicht nur die Geheimnisse des Stuhl-Yoga enthüllt, sondern auch ein neues Gefühl von Energie, Flexibilität und Gelassenheit freisetzt. Hier beginnt Ihr Weg zum Wohlbefinden.

SICHERHEITSTIPPS UND VORSICHTSMASSNAHMEN

1. **Konsultieren Sie einen Arzt:** Bevor Sie mit dem Training beginnen, insbesondere wenn Sie unter gesundheitlichen Vorerkrankungen leiden, konsultieren Sie Ihren Arzt, um sicherzustellen, dass Yoga auf dem Stuhl für Sie geeignet ist.

2. **Langsam beginnen:** Beginnen Sie mit einfachen Posen und gehen Sie nach und nach zu fortgeschritteneren Stellungen über. Respektieren Sie die Grenzen Ihres Körpers.

3. **Hören Sie auf Ihren Körper:** Wenn Sie Schmerzen oder Unbehagen verspüren, ändern Sie die Pose oder lassen Sie sie ganz aus. Gehen Sie niemals so weit, dass Sie Schmerzen haben.

4. **Verwenden Sie einen stabilen Stuhl:** Stellen Sie sicher, dass der Stuhl stabil ist und über eine solide

Rückenlehne verfügt. Vermeiden Sie Stühle mit Rollen.

5. **Auf Gefahren prüfen:** Räumen Sie den Platz um Ihren Stuhl herum frei, damit Sie während des Trainings nicht stolpern oder gegen Gegenstände stoßen.

6. **Tragen Sie bequeme Kleidung:** Wählen Sie lockere, atmungsaktive Kleidung, die eine gute Bewegungsfreiheit ermöglicht und die Durchblutung nicht einschränkt.

7. **Richtiges Atmen:** Konzentrieren Sie sich während der gesamten Übung auf tiefes, kontrolliertes Atmen. Vermeiden Sie es, den Atem anzuhalten.

8. **Sich warm laufen:** Beginnen Sie mit sanften Aufwärmübungen für ein paar Minuten, um Ihren Körper auf das Stuhlyoga vorzubereiten.

9. **Hydrat:** Bleiben Sie vor, während und nach Ihrer Stuhl-Yoga-Sitzung ausreichend hydriert. Wasser ist für die allgemeine Gesundheit von entscheidender Bedeutung.

10. **Nach Bedarf ändern:** Zögern Sie nicht, Requisiten zu verwenden oder Posen zu ändern, um sie an Ihr Wohlbefinden und Ihre körperlichen Fähigkeiten anzupassen.

11. **Überdehnung vermeiden:** Während Flexibilität das Ziel ist, vermeiden Sie es, Ihre Gelenke und Muskeln über ihren natürlichen Bewegungsbereich hinaus zu belasten.

12. **Balance-Unterstützung:** Wenn Sie sich in einer Haltung unsicher fühlen, nutzen Sie den Stuhl oder eine nahegelegene Wand als Stütze, um Stürzen vorzubeugen.

13. **Achtsame Bewegung:** Achten Sie auf Ihren Körper und Ihre Bewegungen und vermeiden Sie plötzliche oder ruckartige Bewegungen, die die Muskeln belasten könnten.

14. **Haltungsbewusstsein:** Behalten Sie während der Posen die richtige Haltung bei, um eine Belastung Ihres Nackens, Ihrer Schultern und Ihres unteren Rückens zu vermeiden.

15. **Bleiben Sie über medizinische Bedingungen auf dem Laufenden:** Berücksichtigen Sie etwaige spezifische gesundheitliche Bedenken und passen Sie Ihre Praxis entsprechend an.

16. **Pausen machen:** Wenn Sie sich müde fühlen, machen Sie eine Pause oder ruhen Sie sich in einer bequemen Sitzposition aus.

17. **Keine Zwangspositionen:** Zwingen Sie sich niemals in eine Pose. Machen Sie schrittweise und mühelos Fortschritte.

18. **Bleiben Sie innerhalb Ihres Bewegungsbereichs:** Respektieren Sie die Grenzen Ihres Körpers und versuchen Sie keine Posen, die Ihre Sicherheit gefährden könnten.

19. **Verwenden Sie Requisiten:** Verwenden Sie Requisiten wie Kissen oder Blöcke für zusätzlichen Komfort und Unterstützung bei Posen.

20. **Regelmäßige Check-Ins:** Beurteilen Sie regelmäßig, wie Sie sich während und nach dem

Training fühlen. Passen Sie Ihre Routine an die Reaktion Ihres Körpers an.

Indem Sie der Sicherheit Priorität einräumen, legen Sie den Grundstein für eine nachhaltige und angenehme Yoga-Praxis auf dem Stuhl.

GESUNDHEITSVORTEIL FÜR MÄNNER ÜBER 50

1. **Verbesserte Flexibilität:** Mit zunehmendem Alter können Gelenke und Muskeln steif werden. Stuhlyoga beinhaltet sanfte Dehnübungen, die eine erhöhte Flexibilität fördern, ohne den Körper übermäßig zu belasten.

2. **Verbesserte Gelenkgesundheit:** Die schonende Natur des Stuhl-Yoga trägt dazu bei, die Beweglichkeit der Gelenke zu erhalten und zu verbessern, wodurch das Risiko von Arthritis-Problemen verringert und die allgemeine Gesundheit der Gelenke gefördert wird.

3. **Gleichgewicht und Stabilität:** Stuhl-Yoga-Übungen betonen das Gleichgewicht, das entscheidend ist, um Stürze zu verhindern und die Stabilität aufrechtzuerhalten – besonders wichtig, wenn wir älter werden und das Gleichgewicht tendenziell nachlässt.

4. **Kraftaufbau:** Regelmäßiges Stuhlyoga kann die Muskelkraft aufbauen und erhalten, funktionelle Bewegungen im täglichen Leben unterstützen und Muskelschwund verhindern.

5. **Stressreduzierung:** Stuhl-Yoga beinhaltet achtsame Atem- und Entspannungstechniken, die zur Stressreduzierung beitragen und zu einem besseren geistigen Wohlbefinden beitragen.

6. **Geist-Körper-Verbindung:** Durch gezielte Bewegungen und Atmung fördert Stuhlyoga eine starke Verbindung zwischen Geist und Körper und fördert so das allgemeine Bewusstsein und die Achtsamkeit.

7. **Verbesserte Haltung:** Viele Stuhl-Yoga-Übungen legen Wert auf die richtige Ausrichtung und tragen so dazu bei, den Auswirkungen einer schlechten Körperhaltung entgegenzuwirken, die sich im Laufe der Zeit entwickeln kann.

8. **Bessere Durchblutung:** Sanfte Bewegungen beim Stuhlyoga können die Blutzirkulation verbessern,

die Herz-Kreislauf-Gesundheit fördern und das Risiko damit verbundener Probleme verringern.

9. **Schmerztherapie:** Stuhlyoga bietet eine sanfte Möglichkeit, chronische Schmerzen wie Rückenschmerzen oder Arthritis zu behandeln und zu lindern, indem die Flexibilität verbessert und die Stützmuskulatur gestärkt wird.

10. **Gestärktes Atmungssystem:** Kontrollierte Atemübungen beim Yoga auf dem Stuhl steigern die Lungenkapazität und tragen so zu einer besseren Gesundheit der Atemwege bei.

11. **Gestärktes Immunsystem:** Regelmäßige Stuhlyoga-Praxis wird mit einem gestärkten Immunsystem in Verbindung gebracht und hilft dem Körper, sich gegen Krankheiten und Infektionen zu verteidigen.

12. **Verbesserte Verdauung:** Bestimmte Stuhl-Yoga-Übungen können zur Förderung einer gesunden Verdauung und zur Linderung von Verdauungsproblemen beitragen, die häufig mit dem Alter einhergehen.

13. **Stimmungsverbesserung:** Die Kombination aus körperlicher Aktivität, achtsamer Atmung und Entspannung beim Stuhlyoga kann zu einer verbesserten Stimmung und einer Verringerung der Symptome von Angstzuständen oder Depressionen beitragen.

14. **Qualitätsschlaf:** Die beruhigende Wirkung von Yoga auf dem Stuhl kann bessere Schlafmuster fördern und so zu einer insgesamt verbesserten Schlafqualität beitragen.

15. **Gewichtsmanagement:** Stuhlyoga kann in Kombination mit einem gesunden Lebensstil das Gewichtsmanagement unterstützen, indem es Kalorien verbrennt und das allgemeine Wohlbefinden fördert.

16. **Kognitive Vorteile:** Die Ausübung achtsamer Übungen während des Stuhlyoga wird mit kognitiven Vorteilen in Verbindung gebracht, darunter einer verbesserten Konzentration, Konzentration und einem verbesserten Gedächtnis.

17. **Soziale Verbindung:** Die Teilnahme an Stuhl-Yoga-Kursen bietet die Möglichkeit zur sozialen Interaktion, fördert das Gemeinschaftsgefühl und bekämpft das Gefühl der Isolation.

18. **Hormonhaushalt:** Einige Stuhl-Yoga-Übungen stimulieren das endokrine System und fördern so den Hormonhaushalt und das allgemeine Wohlbefinden.

19. **Schmerzprävention:** Durch die Förderung von Flexibilität und Kraft kann Stuhlyoga dazu beitragen, häufigen altersbedingten Schmerzen und Beschwerden vorzubeugen.

20. **Langfristige Unabhängigkeit:** Die Kombination aus körperlichen und geistigen Vorteilen beim Stuhlyoga trägt dazu bei, die Unabhängigkeit und das allgemeine Wohlbefinden im Alter zu bewahren.

Bei einer Stuhl-Yoga-Reise speziell für Männer über 50 geht es nicht nur um körperliche Bewegung; Es geht darum, einen Lebensstil zu pflegen, der ganzheitliche Gesundheit und Langlebigkeit fördert. Jede Pose und jeder

Atemzug, den Sie machen, ist ein Schritt in Richtung eines gesünderen, lebendigeren Menschen

ERSTE SCHRITTE

1. **Erstellen Sie einen speziellen Bereich:** Legen Sie einen ruhigen und aufgeräumten Bereich für Ihre Yoga-Übungen auf dem Stuhl fest und stellen Sie sicher, dass Sie genügend Platz haben, um sich bequem zu bewegen.

2. **Wählen Sie einen bequemen Stuhl:** Wählen Sie einen stabilen und bequemen Stuhl mit gerader Rückenlehne und ohne Rollen. Dies sorgt für die richtige Unterstützung und Stabilität während Ihres Trainings.

3. **Tragen Sie bequeme Kleidung:** Entscheiden Sie sich für lockere, atmungsaktive Kleidung, die eine gute Bewegungsfreiheit ermöglicht und die Durchblutung nicht einschränkt.

4. **Gefahren beseitigen:** Räumen Sie den Übungsbereich von potenziellen Gefahren oder

Hindernissen frei, um eine sichere und unterbrechungsfreie Sitzung zu gewährleisten.

5. **Setzen Sie sich realistische Ziele:** Legen Sie erreichbare Ziele für Ihre Stuhl-Yoga-Praxis fest. Beginnen Sie mit einfachen Posen und machen Sie schrittweise Fortschritte, während Sie Selbstvertrauen und Kraft aufbauen.

6. **Investieren Sie in Requisiten:** Erwägen Sie die Verwendung von Hilfsmitteln wie Kissen oder Blöcken, um den Komfort und die Unterstützung bei bestimmten Posen zu erhöhen.

7. **Wählen Sie den richtigen Zeitpunkt:** Planen Sie Ihre Stuhl-Yoga-Sitzungen zu einem Zeitpunkt, der zu Ihrem Tagesablauf passt und eine konzentrierte, ununterbrochene Praxis ermöglicht.

8. **Andere informieren:** Informieren Sie Familienmitglieder oder Mitbewohner über Ihre Yoga-Routine auf dem Stuhl, um Unterbrechungen während Ihrer Praxis zu vermeiden.

9. **Sich warm laufen:** Beginnen Sie jede Sitzung mit ein paar Minuten sanften Aufwärmübungen, um Ihren Körper auf die Stuhl-Yoga-Posen vorzubereiten.

10. **Achtsame Umgebung:** Schaffen Sie eine beruhigende Atmosphäre, indem Sie das Licht dimmen, beruhigende Musik spielen oder eine Aromatherapie integrieren, um das Gesamterlebnis zu verbessern.

11. **Trinke genug:** Halten Sie eine Wasserflasche in der Nähe bereit, um während Ihrer Yoga-Übungen auf dem Stuhl ausreichend Flüssigkeit zu sich zu nehmen.

12. **Atembewusstsein:** Kultivieren Sie das Bewusstsein für Ihren Atem. Üben Sie tiefes, bewusstes Atmen, um die Entspannung und Konzentration zu verbessern.

13. **Verwenden Sie einen Spiegel:** Platzieren Sie nach Möglichkeit einen Spiegel in Ihrem Übungsraum, um Ihre Form und Ausrichtung während der Posen zu beobachten.

14. **Konsistenz ist der Schlüssel:** Richten Sie eine konsistente Stuhl-Yoga-Routine ein, sei es täglich oder ein paar Mal pro Woche, um die Vorteile im Laufe der Zeit zu maximieren.

15. **Entdecken Sie Online-Ressourcen:** Nutzen Sie Online-Videos oder Tutorials, um Ihr Verständnis der Stuhl-Yoga-Techniken und der richtigen Form zu verbessern.

16. **Einen Kurs besuchen:** Erwägen Sie die Teilnahme an einem örtlichen Stuhl-Yoga-Kurs oder die Teilnahme an virtuellen Sitzungen, um mit anderen in Kontakt zu treten und Anleitung von einem Lehrer zu erhalten.

17. **Pausen machen:** Hören Sie auf Ihren Körper und machen Sie bei Bedarf Pausen. Es ist wichtig, in Ihrem eigenen Tempo voranzukommen und ein Burnout zu vermeiden.

18. **Protokollieren Sie Ihre Fortschritte:** Führen Sie ein Tagebuch, um Ihre Yoga-Reise auf dem Stuhl zu verfolgen und Verbesserungen,

Herausforderungen und alle Änderungen, die Sie an den Posen vornehmen, zu notieren.

19. **Feiern Sie Erfolge:** Erkennen und feiern Sie kleine Erfolge auf dem Weg und fördern Sie so eine positive Einstellung und Motivation, weiterzumachen.

20. **Geist-Körper-Verbindung:** Pflegen Sie eine Geist-Körper-Verbindung, indem Sie Stuhlyoga mit Achtsamkeit und Absicht angehen. Konzentrieren Sie sich bei jeder Pose auf den gegenwärtigen Moment.

Indem Sie sich mit diesen Aspekten befassen, beginnen Sie nicht einfach nur mit einer Stuhl-Yoga-Praxis; Sie schaffen eine Umgebung, die das allgemeine Wohlbefinden fördert

AUFWÄRMÜBUNGEN

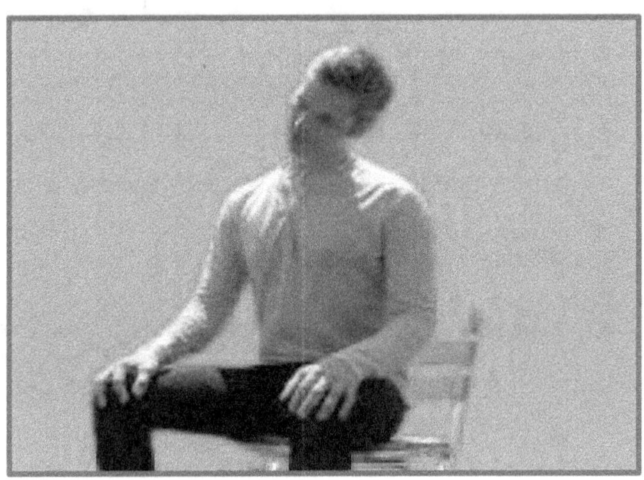

1. Nackenrollen:

- **Pose**: Setzen Sie sich bequem mit gerader Wirbelsäule auf den Stuhl.

- **Anweisungen**: Senken Sie Ihr Kinn sanft auf Ihre Brust und drehen Sie Ihren Kopf langsam in kreisenden Bewegungen, indem Sie ihn mehrere Umdrehungen im Uhrzeigersinn und dann gegen den Uhrzeigersinn bewegen. Behalten Sie ein langsames und kontrolliertes Tempo bei.

- **Änderungen**: Wenn Sie Nackenprobleme haben, reduzieren Sie den Bewegungsumfang oder führen Sie kleinere Kreise aus.

- **Atmung**: Atmen Sie ein, wenn Sie Ihren Kopf heben, und atmen Sie aus, wenn Sie ihn senken.

- **Dauer**: 1-2 Minuten.

- **Vorteile**: Lindert Verspannungen im Nacken und oberen Schulterbereich und fördert die Flexibilität und verbesserte Bewegungsfreiheit.

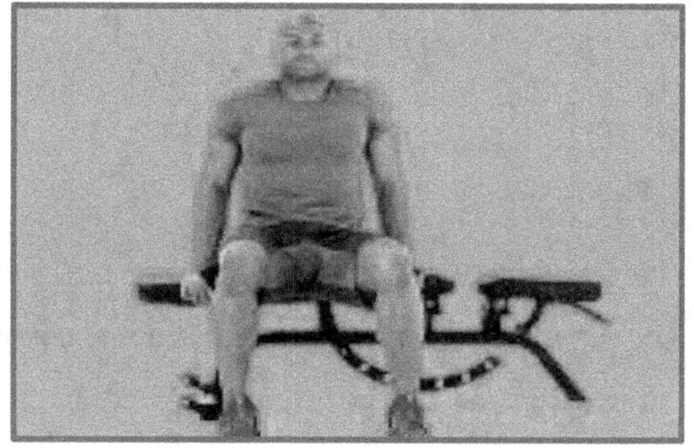

2. Schulterzucken:

- **Pose**: Setzen Sie sich mit entspannten Schultern und Füßen flach auf den Boden.

- **Anweisungen**: Atmen Sie ein und heben Sie beide Schultern in Richtung Ihrer Ohren. Atmen Sie aus und lassen Sie sie los. Wiederholen Sie dies in einer sanften, fließenden Bewegung.

- **Änderungen**: Wenn Sie Beschwerden verspüren, führen Sie kleinere Schulterbewegungen aus.

- **Atmung**: Atmen Sie beim Achselzucken ein, beim Loslassen aus.

- **Dauer**: 1-2 Minuten.

- **Vorteile**: Lockert Verspannungen in den Schultern und im oberen Rücken und verbessert die Beweglichkeit.

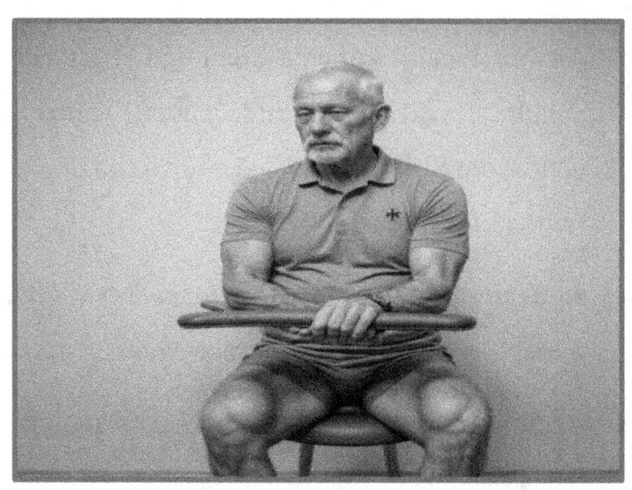

3. Handgelenkskreise:

- **Pose**: Strecken Sie Ihre Arme nach vorne aus, die Handgelenke befinden sich auf Schulterhöhe.

- **Anweisungen**: Drehen Sie Ihre Handgelenke in kreisenden Bewegungen, zuerst im Uhrzeigersinn und dann gegen den Uhrzeigersinn.

- **Änderungen**: Machen Sie kleinere Kreise, wenn Sie Probleme mit dem Handgelenk haben.

- **Atmung**: Atmen Sie für eine Hälfte des Kreises ein, für die andere Hälfte aus.

- **Dauer**: 1-2 Minuten.

- **Vorteile**: Erhöht die Durchblutung der Handgelenke und verbessert die Gelenkflexibilität.

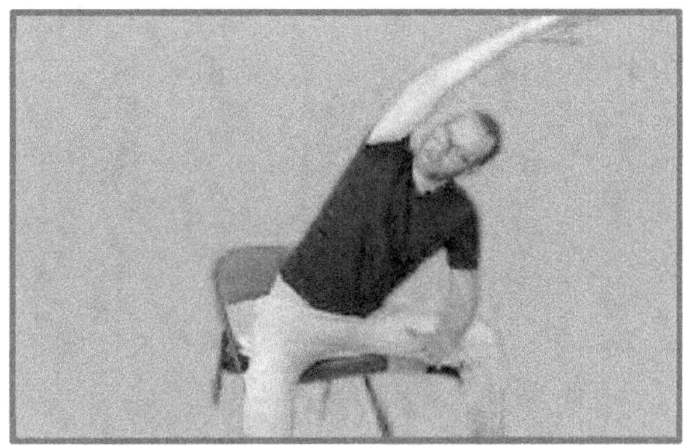

4. Sitzende Seitenbeugen:

- **Pose**: Setzen Sie sich auf die Stuhlkante und stellen Sie die Füße flach auf den Boden.

- **Anweisungen**: Atmen Sie ein, strecken Sie Ihren rechten Arm nach oben, atmen Sie aus und beugen Sie ihn sanft nach links. Atmen Sie zurück zur Mitte ein und wiederholen Sie den Vorgang auf der anderen Seite.

- **Änderungen**: Führen Sie bei Bedarf kleinere Biegungen durch.

- **Atmung**: Einatmen, um zu erreichen, ausatmen, um sich zu beugen.

- **Dauer**: 2-3 Minuten.

- **Vorteile**: Streckt die Seiten des Rumpfes und fördert so die Flexibilität der Wirbelsäule.

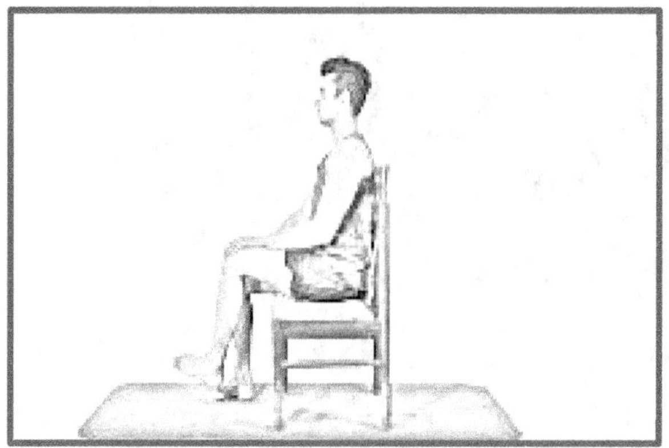

5. Knöchelkreise:

- **Pose**: Setzen Sie sich mit beiden Füßen flach auf den Boden.

- **Anweisungen**: Heben Sie Ihren rechten Fuß vom Boden ab und drehen Sie Ihren Knöchel in kreisenden Bewegungen. Wechseln Sie nach mehreren Umdrehungen auf den linken Fuß.

- **Änderungen**: Machen Sie kleinere Kreise, wenn Sie Knöchelprobleme haben.

- **Atmung**: Atmen Sie für eine Hälfte des Kreises ein, für die andere Hälfte aus.

- **Dauer**: 1-2 Minuten.

- **Vorteile**: Verbessert die Beweglichkeit des Knöchels und verbessert die Durchblutung der unteren Extremitäten.

Diese Aufwärmübungen sollen den Körper auf eine Stuhl-Yoga-Praxis vorbereiten und Flexibilität, Beweglichkeit und Entspannung fördern

Stuhl-Yoga für Flexibilität

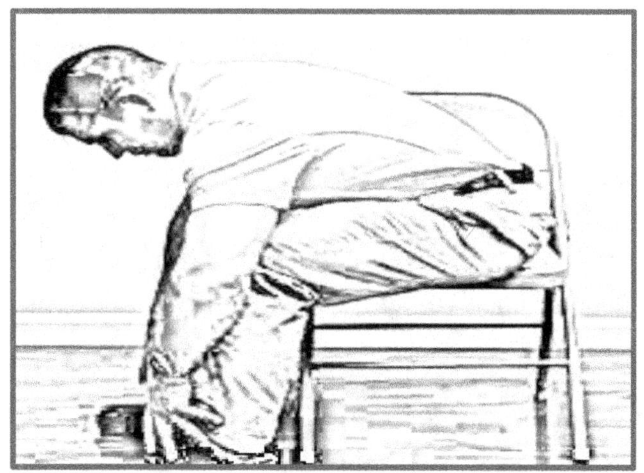

1. Sitzende Vorwärtsbeuge:

- **Pose***:* Setzen Sie sich mit den Füßen flach auf den Boden auf den Stuhl.

- **Anweisungen***:* Atmen Sie ein, strecken Sie Ihre Wirbelsäule, atmen Sie aus, beugen Sie Ihre Hüften und strecken Sie Ihre Zehen aus. Halten Sie einige Atemzüge lang an.

- **Änderungen***:* Beugen Sie die Knie bei Bedarf leicht.

- *Atmung:* Zum Dehnen einatmen, zum Falten ausatmen.

- **Dauer***:* 1-2 Minuten.

- **Vorteile***:* Dehnt die hintere Oberschenkelmuskulatur und den unteren Rücken und fördert so die Flexibilität.

1. **Drehstuhl-Pose:**

- **Pose***:* Setzen Sie sich mit flachen Füßen und gerader Wirbelsäule hin.

- **Anweisungen***:* Atmen Sie ein, strecken Sie Ihre Wirbelsäule, atmen Sie aus, drehen Sie sich nach rechts und legen Sie die linke Hand auf die Außenseite des rechten Knies. Halten Sie gedrückt und wechseln Sie dann die Seite.

- **Änderungen***:* Nutzen Sie bei Bedarf die Rückenlehne des Stuhls als Stütze.

- **Atmung***:* Zum Dehnen einatmen, zum Drehen ausatmen.

- **Dauer**: 1-2 Minuten.

- **Vorteile**: Verbessert die Flexibilität der Wirbelsäule und löst Verspannungen im Rumpf.

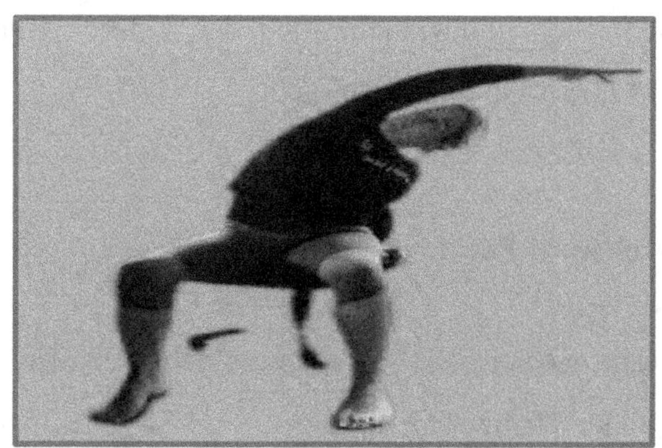

2. Seitliche Dehnung:

- **Pose**: Setzen Sie sich mit flachen Füßen auf den Stuhl.

- **Anweisungen**: Einatmen, beide Arme über den Kopf heben, ausatmen, nach rechts neigen und zum Boden strecken. Einatmend zurück zur Mitte, ausatmend, nach links neigen.

- **Änderungen**: Halten Sie die Hände für eine geringere Intensität in den Hüften.

- **Atmung**: Einatmen, um zu erreichen, ausatmen, um sich zu beugen.

- **Dauer**: 1-2 Minuten.

- **Vorteile**: Streckt die Seiten des Rumpfes und fördert so die seitliche Flexibilität.

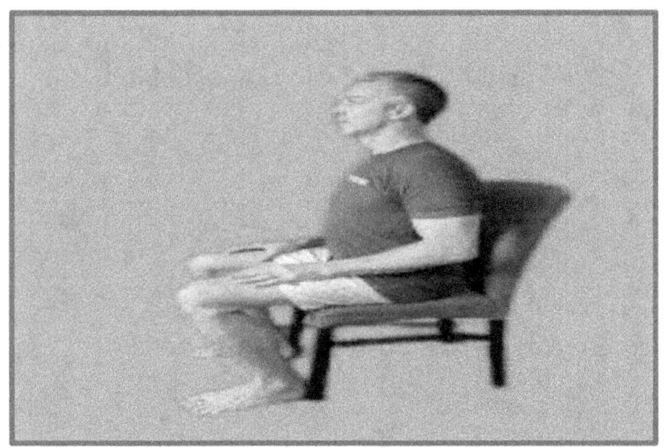

3. Sitzende Katze-Kuh-Strecke:

- **Pose**: Sitzen Sie mit gerader Wirbelsäule.

- **Anweisungen**: Atme ein, beuge deinen Rücken und hebe deine Brust. Atmen Sie aus, runden Sie Ihre Wirbelsäule und ziehen Sie Ihr Kinn an die Brust.

- **Änderungen**: Führen Sie bei Bedarf kleinere Bewegungen aus.

- **Atmung**: Für den Bogen einatmen, für die Runde ausatmen.

- **Dauer**: 2-3 Minuten.

- **Vorteile**: Verbessert die Flexibilität der Wirbelsäule und fördert die Beweglichkeit.

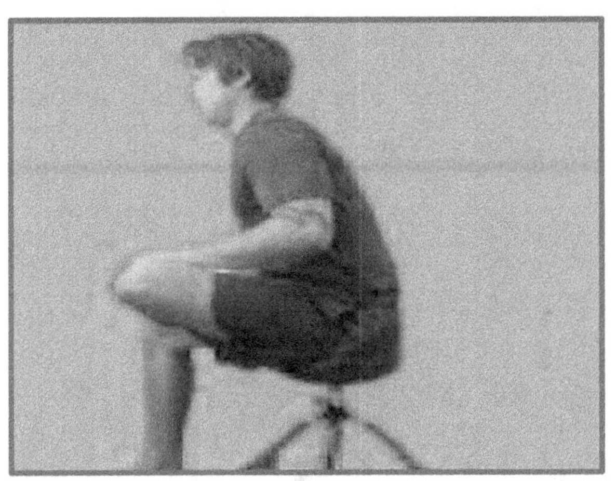

4. Dehnung von Knöchel bis Knie:

- **Pose**: Setzen Sie sich auf die Stuhlkante.

- **Anweisungen**: Kreuzen Sie Ihren rechten Knöchel über dem linken Knie und drücken Sie sanft auf das rechte Knie. Halten Sie gedrückt und wechseln Sie dann die Seite.

- **Änderungen**: Verwenden Sie für zusätzliche Unterstützung ein Kissen.

- **Atmung**: Atme ein, um aufrecht zu sitzen, und atme aus, um die Dehnung zu vertiefen.

- **Dauer**: 1-2 Minuten pro Seite.

- **Vorteile**: Öffnet die Hüften und streckt die Außenseiten der Oberschenkel.

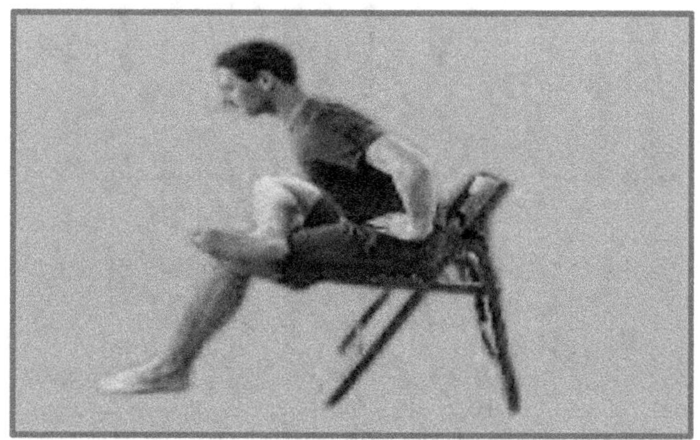

5. Sitzende Taubenhaltung:

- **Pose**: Setzen Sie sich mit flachen Füßen und gerader Wirbelsäule hin.

- **Anweisungen**: Kreuzen Sie Ihren rechten Knöchel über dem linken Knie und beugen Sie den rechten Fuß. Halten Sie gedrückt und wechseln Sie dann die Seite.

- **Änderungen**: Verwenden Sie ein Kissen für zusätzliche Unterstützung unter der Hüfte.

- **Atmung**: Atme ein, um aufrecht zu sitzen, und atme aus, um die Dehnung zu vertiefen.

- **Dauer**: 1-2 Minuten pro Seite.

- **Vorteile**: Dehnt die äußeren Hüften und Gesäßmuskeln und verbessert so die Hüftflexibilität.

Diese auf Flexibilität ausgerichteten Stuhl-Yoga-Übungen bieten Männern über 50 einen sanften, aber effektiven Ansatz zur Erweiterung ihrer Bewegungsfreiheit.

STUHLYOGA FÜR KRAFT

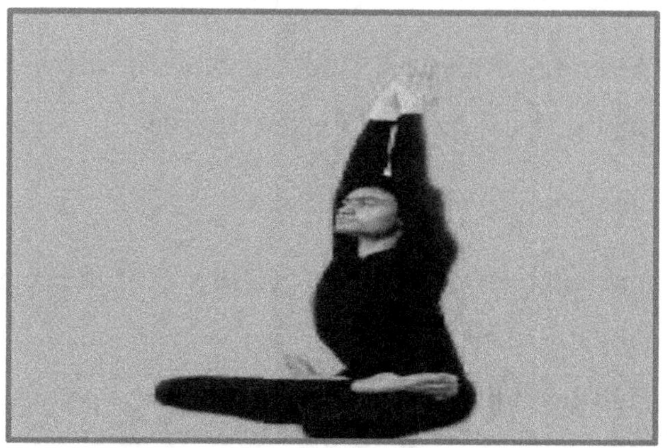

1. Sitzende Berghaltung:

- **Pose**: Setzen Sie sich mit flachen Füßen und gerader Wirbelsäule hin.

- **Anweisungen**: Atmen Sie ein und strecken Sie die Arme nach oben, wobei die Handflächen einander zugewandt sind. Atme aus und drücke die Handflächen zusammen. Halten.

- **Änderungen**: Halten Sie die Hände bei Bedarf schulterbreit auseinander.

- **Atmung**: Einatmen, um zu erreichen, ausatmen, um die Handflächen zu drücken.

- **Dauer***:* 1-2 Minuten.

- **Vorteile***:* Stärkt Arme, Schultern und Rumpf.

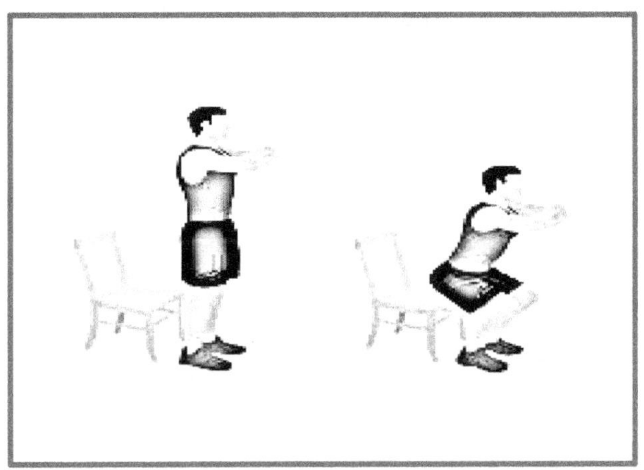

2. Stuhlkniebeugen:

- **Pose***:* Stellen Sie sich vor den Stuhl.

- **Anweisungen***:* Atme ein, setze dich zurück in die Hocke und schwebe über dem Stuhl. Ausatmen, wieder aufstehen.

- **Änderungen***:* Nutzen Sie den Stuhl für das Gleichgewicht oder führen Sie Teilkniebeugen durch.

- **Atmung***:* Zum Absenken einatmen, zum Heben ausatmen.

- **Dauer**: 2-3 Minuten.

- **Vorteile**: Zielt auf den Quadrizeps, die hintere Oberschenkelmuskulatur und die Gesäßmuskulatur.

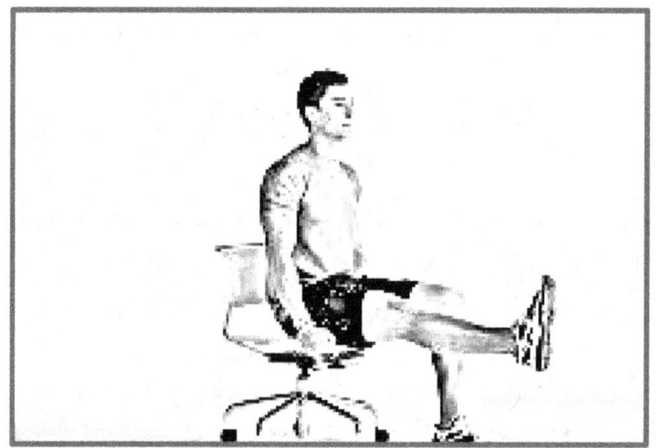

3. Beinheben im Sitzen:

- **Pose**: Setzen Sie sich mit flachen Füßen auf den Stuhl.

- **Anweisungen**: Atmen Sie ein und heben Sie Ihr rechtes Bein gerade nach vorne. Ausatmen, tiefer. Auf der linken Seite wiederholen.

- **Änderungen**: Führen Sie bei Bedarf kleinere Beinheben durch.

- **Atmung**: Zum Heben einatmen, zum Senken ausatmen.

- **Dauer**: 1-2 Minuten pro Bein.

- **Vorteile**: Stärkt den Quadrizeps und die Hüftbeuger.

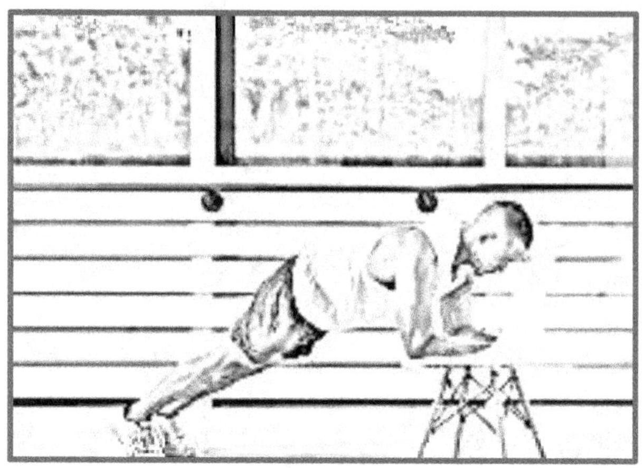

4. Stuhlplanke:

- **Pose**: Legen Sie die Hände auf die Stuhlkante und gehen Sie zurück in die Liegestützposition.

- **Anweisungen**: Halten Sie die Plankenposition und spannen Sie Ihren Rumpf an.

- **Änderungen**: Gehen Sie für eine modifizierte Planke auf die Knie.

- **Atmung**: Behalten Sie die ganze Zeit einen gleichmäßigen Atem bei.

- **Dauer**: 1-2 Minuten.

- **Vorteile**: Stärkt den Rumpf, die Schultern und die Arme.

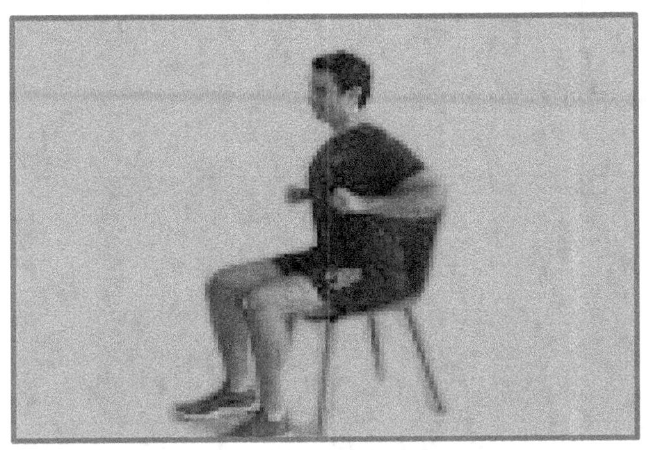

5. Sitzreihe:

- **Pose**: Sitzen Sie mit gerader Wirbelsäule und ausgestreckten Armen nach vorne.

- **Anweisungen**: Atme ein, ziehe deine Ellbogen nach hinten und drücke deine Schulterblätter. Ausatmen, Arme nach vorne strecken.

- **Änderungen**: Verwenden Sie Widerstandsbänder für zusätzliche Intensität.

- **Atmung**: Atmen Sie ein, um sich zurückzuziehen, und atmen Sie aus, um sich auszudehnen.

- **Dauer**: 2-3 Minuten.

- **Vorteile**: Zielt auf den oberen Rücken und verbessert die Körperhaltung.

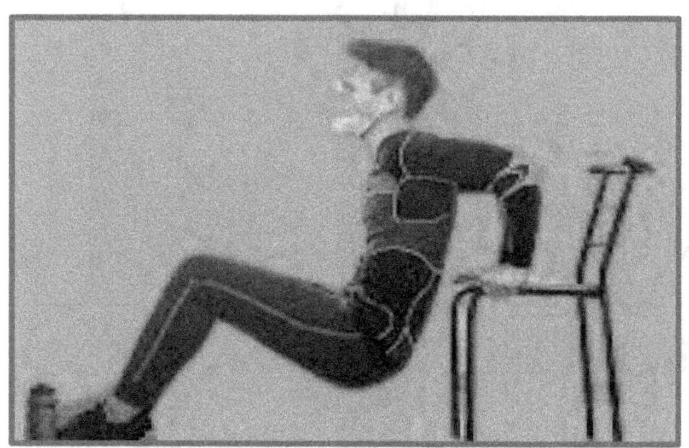

6. Stuhldips:

- **Pose**: Setzen Sie sich auf die Stuhlkante und halten Sie die Kante mit den Händen fest.

- **Anweisungen**: Atmen Sie ein und senken Sie Ihren Körper vom Stuhl. Ausatmen, wieder nach oben drücken.

- **Änderungen**: Führen Sie bei Bedarf teilweise Dips durch.

- **Atmung**: Zum Absenken einatmen, zum Hochdrücken ausatmen.

- **Dauer***: 2-3 Minuten.

- **Vorteile***: Stärkt den Trizeps und die Schultern.

Diese kraftorientierten Stuhl-Yoga-Übungen bieten Männern über 50 eine solide Grundlage für den Aufbau und Erhalt der Muskelkraft.

Stuhl-Yoga zum Stressabbau

Stressabbau ist entscheidend. Lassen Sie uns eine Reihe von 6 Stuhl-Yoga-Übungen erkunden, die speziell dafür entwickelt wurden, Männern über 50 dabei zu helfen, Stress zu bewältigen und zu reduzieren:

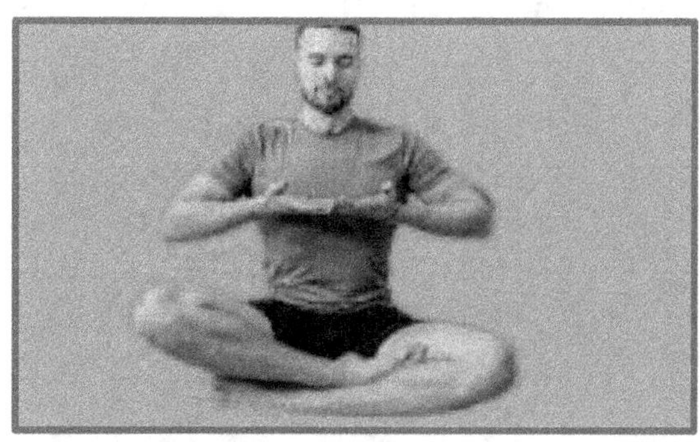

1. Tiefes Atmen:

- **Pose**: Sitzen Sie bequem mit gerader Wirbelsäule.

- **Anweisungen**: Atme tief durch die Nase ein und dehne dabei Brust und Bauch aus. Atme langsam durch gespitzte Lippen aus. Konzentrieren Sie sich auf den Atem.

- **Änderungen**: Verwenden Sie bei Bedarf eine geführte Atemtechnik.

- **Atmung**: Tiefe, langsame Atemzüge.

- **Dauer**: 3-5 Minuten.

- **Vorteile**: Beruhigt das Nervensystem und reduziert Stress.

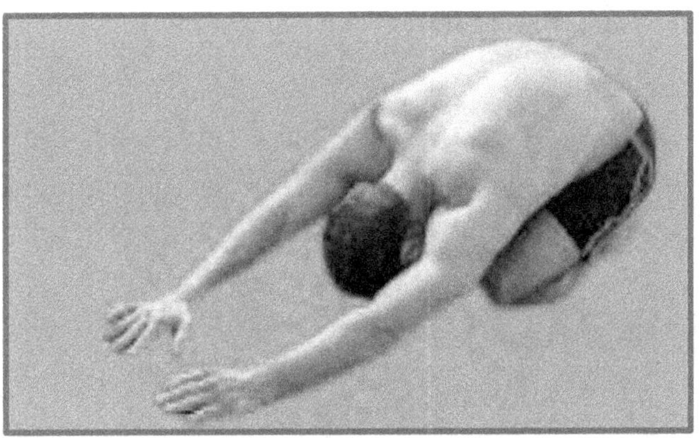

2. Variation der Kinderhaltung:

- **Pose**: Sitzen Sie mit gespreizten Knien und berührenden Zehen.

- **Anweisungen**: Atmen Sie ein, strecken Sie die Arme auf dem Stuhl nach vorne und senken Sie Ihre Brust. Atmen Sie aus und entspannen Sie sich in der Dehnung.

- **Änderungen**: Für zusätzlichen Komfort verwenden Sie ein Kissen unter der Brust.

- **Atmung**: Zum Ausdehnen einatmen, zum Entspannen ausatmen.

- **Dauer**: 2-3 Minuten.

- **Vorteile**: Lindert Verspannungen im Rücken und in den Schultern und fördert die Entspannung.

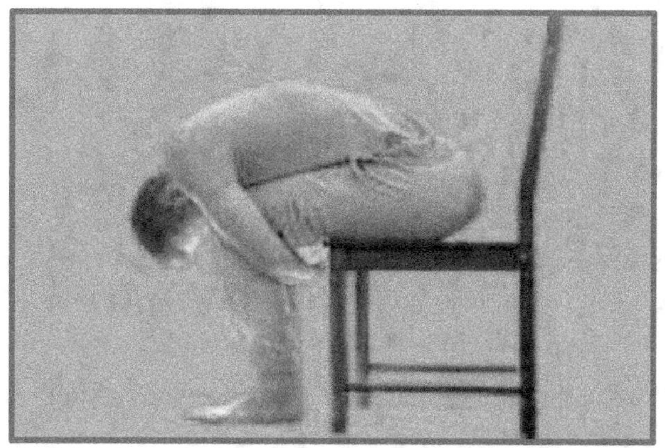

3. Vorwärtsklappen des Stuhls:

- **Pose**: Setzen Sie sich mit flachen Füßen und hüftbreit auseinander liegenden Beinen hin.

- **Anweisungen**: Atme ein, strecke deine Wirbelsäule. Atmen Sie aus, beugen Sie die Hüften und strecken Sie die Arme zum Boden. Halten.

- **Änderungen**: Beugen Sie die Knie bei Bedarf leicht.

- **Atmung**: Zum Dehnen einatmen, zum Falten ausatmen.

- **Dauer**: 2-3 Minuten.

- **Vorteile**: Beruhigt den Geist und löst Verspannungen in der Wirbelsäule.

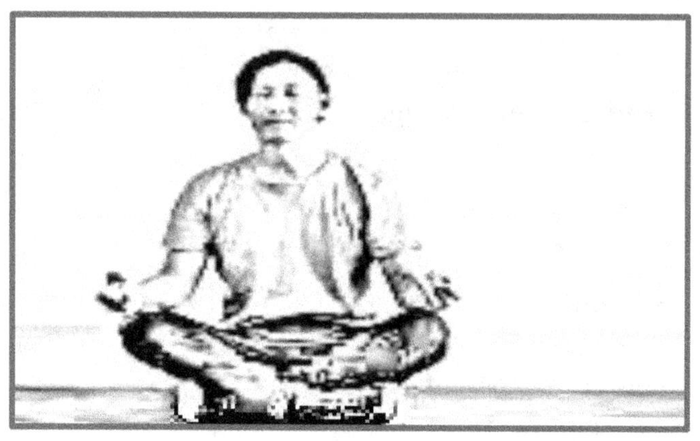

4. Geführte Visualisierung:

- **Pose**: Setzen Sie sich bequem mit geschlossenen Augen hin.

- **Anweisungen**: Tief einatmen, langsam ausatmen. Stellen Sie sich einen friedlichen Ort vor und konzentrieren Sie sich dabei auf Details wie Farben und Texturen.

- **Änderungen**: Wählen Sie eine Visualisierung, die Sie anspricht.

- **Atmung**: Tiefe, bewusste Atemzüge.

- **Dauer**: 5-10 Minuten.

- **Vorteile**: Verlagert den Fokus von Stressfaktoren und fördert die geistige Entspannung.

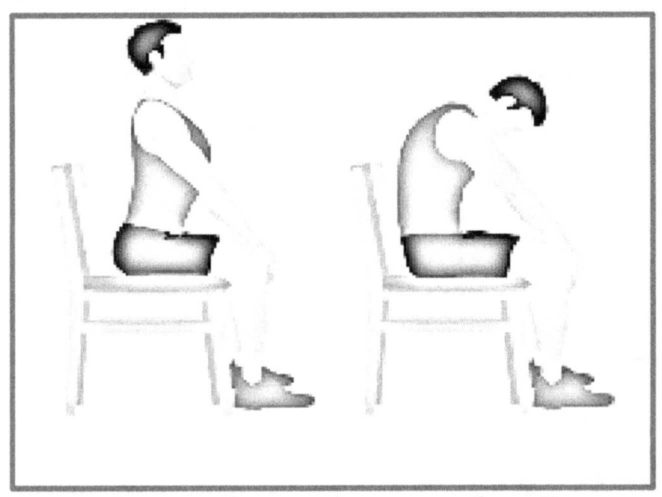

5. Sitzende Katze-Kuh-Fluss:

- **Pose**: Sitzen Sie mit gerader Wirbelsäule.

- **Anweisungen**: Atme ein, beuge deinen Rücken und hebe deine Brust. Atmen Sie aus, runden Sie Ihre Wirbelsäule und ziehen Sie Ihr Kinn an. Fließen Sie zwischen diesen Bewegungen.

- **Änderungen**: Führen Sie bei Bedarf langsamere Bewegungen aus.

- **Atmung**: Für den Bogen einatmen, für die Runde ausatmen.

- **Dauer**: 3-5 Minuten.

- **Vorteile***: Löst Verspannungen in der Wirbelsäule und fördert ein Gefühl der Ruhe.

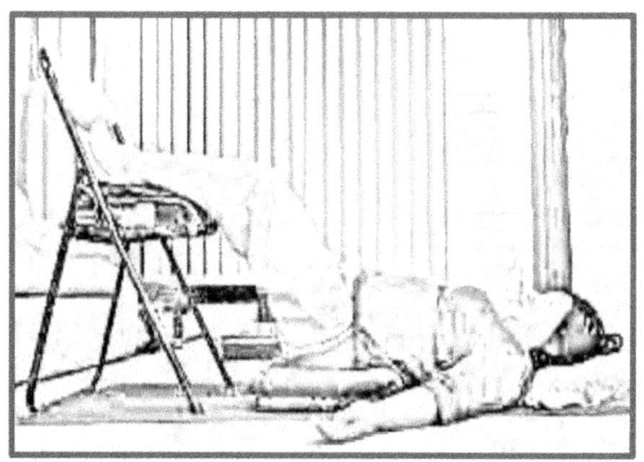

6. Beine hoch auf dem Stuhl: Pose:

- **Pose***: Legen Sie sich mit ausgestreckten Beinen auf den Rücken.

- **Anweisungen***: Entspannen Sie sich in der Pose und konzentrieren Sie sich auf langsame, tiefe Atemzüge.

- **Änderungen***: Legen Sie für zusätzliche Unterstützung ein Kissen unter Ihre Hüften.

- **Atmung**: Tiefe, entspannende Atemzüge.

- **Dauer**: 5-10 Minuten.

- **Vorteile**: Fördert die Entspannung, indem es den Blutfluss umkehrt und Stress reduziert.

Diese Stuhl-Yoga-Übungen zum Stressabbau bieten einen ganzheitlichen Ansatz zur Beruhigung des Geistes und zur Entspannung des Körpers für Männer über 50.

Stuhl-Yoga für Balance

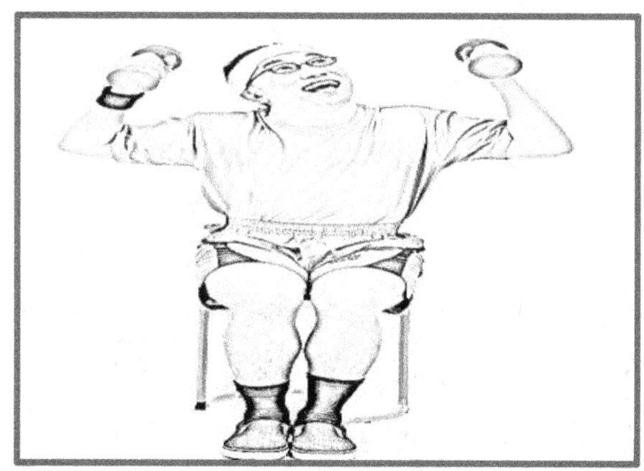

1. Sitzende Berghaltung mit Beinheben:

- **Pose**: Setzen Sie sich mit flachen Füßen und gerader Wirbelsäule hin.

- **Anweisungen**: Atmen Sie ein und heben Sie Ihr rechtes Bein gerade nach vorne. Ausatmen, tiefer. Auf der linken Seite wiederholen.

- **Änderungen**: Halten Sie sich bei Bedarf am Stuhl fest, um ihn zu stützen.

- **Atmung**: Zum Heben einatmen, zum Senken ausatmen.

- **Dauer**: 1-2 Minuten pro Bein.

- **Vorteile**: Verbessert die Kraft und das Gleichgewicht der Beine.

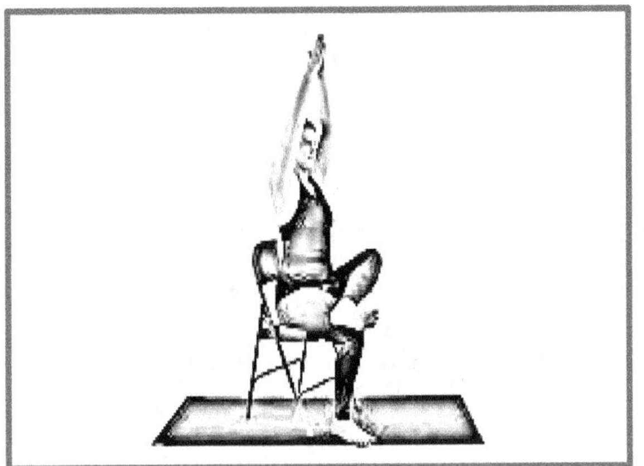

2. Sitzende Baumhaltung:

- **Pose**: Setzen Sie sich mit flachen Füßen und gerader Wirbelsäule hin.

- **Anweisungen**: Heben Sie Ihren rechten Fuß an und platzieren Sie ihn auf der Innenseite des linken Oberschenkels. Halten Sie gedrückt und wechseln Sie dann die Seite.

- **Änderungen**: Halten Sie die Zehen für zusätzliche Stabilität auf dem Boden.

- **Atmung**: Zum Heben einatmen, zum Halten ausatmen.

- **Dauer**: 1-2 Minuten pro Bein.

- **Vorteile**: Verbessert die Hüftflexibilität und verbessert das Gleichgewicht.

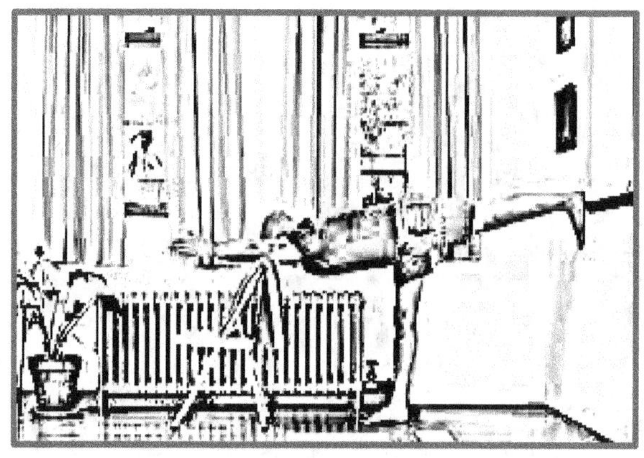

3. Stuhl Krieger III:

- **Pose**: Setzen Sie sich mit flachen Füßen und gerader Wirbelsäule hin.

- **Anweisungen**: Atmen Sie ein, heben Sie Ihr rechtes Bein gerade nach hinten und halten Sie den Oberkörper parallel zum Boden. Halten Sie gedrückt und wechseln Sie dann die Seite.

- **Änderungen**: Nutzen Sie bei Bedarf den Stuhl als Stütze.

- **Atmung**: Zum Heben einatmen, zum Halten ausatmen.

- **Dauer**: 1-2 Minuten pro Bein.

- **Vorteile**: Stärkt den Rumpf und verbessert das Gleichgewicht.

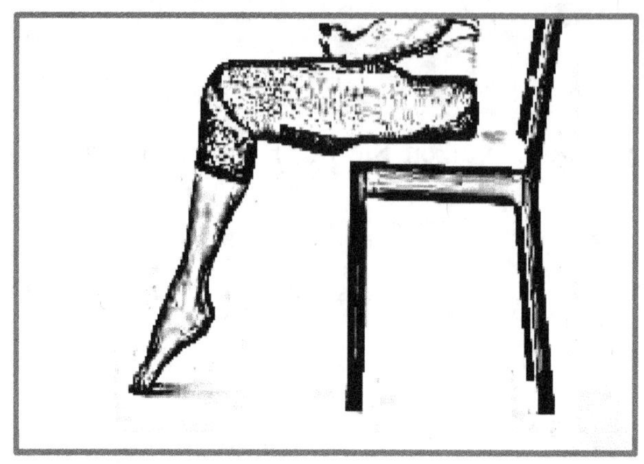

4. Ferse-zu-Zehe-Pose:

- **Pose***:* Setzen Sie sich mit den Füßen zusammen.

- **Anweisungen***:* Atme ein, hebe deine Fersen vom Boden und balanciere auf deinen Fußballen. Ausatmen, tiefer.

- **Änderungen***:* Halten Sie sich zur Unterstützung am Stuhl fest.

- **Atmung***:* Zum Heben einatmen, zum Senken ausatmen.

- **Dauer***:* 2-3 Minuten.

- **Vorteile***:* Verbessert die Knöchelstabilität und verbessert das Gleichgewicht.

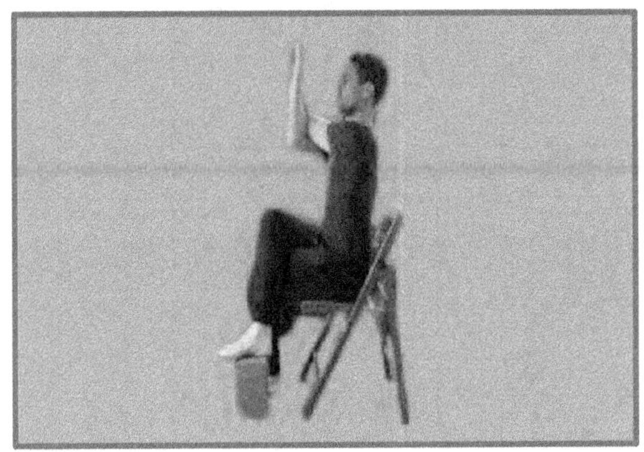

5. Sitzende Adlerhaltung:

- **Pose**: Sitzen Sie mit gerader Wirbelsäule.

- **Anweisungen**: Kreuzen Sie Ihren rechten Oberschenkel über den linken und legen Sie Ihren rechten Fuß um die linke Wade. Halten Sie gedrückt und wechseln Sie dann die Seite.

- **Änderungen**: Halten Sie die Zehen für zusätzliche Stabilität auf dem Boden.

- **Atmung**: Atmen Sie ein, um aufrecht zu sitzen, und atmen Sie aus, um sich einzuwickeln.

- **Dauer**: 1-2 Minuten pro Seite.

- **Vorteile**: Verbessert Konzentration und Gleichgewicht.

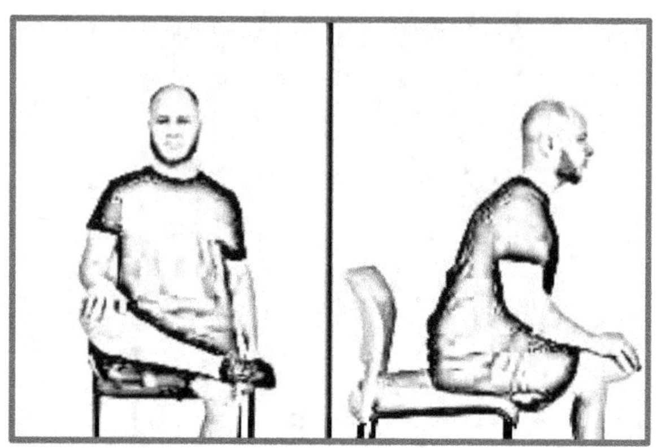

6. Seitliches Beinheben im Sitzen:

- **Pose**: Setzen Sie sich mit flachen Füßen und gerader Wirbelsäule hin.

- **Anweisungen**: Atmen Sie ein und heben Sie Ihr rechtes Bein zur Seite. Ausatmen, tiefer. Auf der linken Seite wiederholen.

- **Änderungen**: Halten Sie sich zur Unterstützung am Stuhl fest.

- **Atmung**: Zum Heben einatmen, zum Senken ausatmen.

- **Dauer***:* 1-2 Minuten pro Bein.

- **Vorteile***:* Stärkt die Außenseiten der Oberschenkel und verbessert die Seitenstabilität.

Diese auf das Gleichgewicht ausgerichteten Stuhl-Yoga-Übungen bieten Männern über 50 einen sanften, aber effektiven Ansatz zur Verbesserung ihrer Stabilität und ihres Gleichgewichts.

Stuhl-Yoga für die Gesundheit der Gelenke

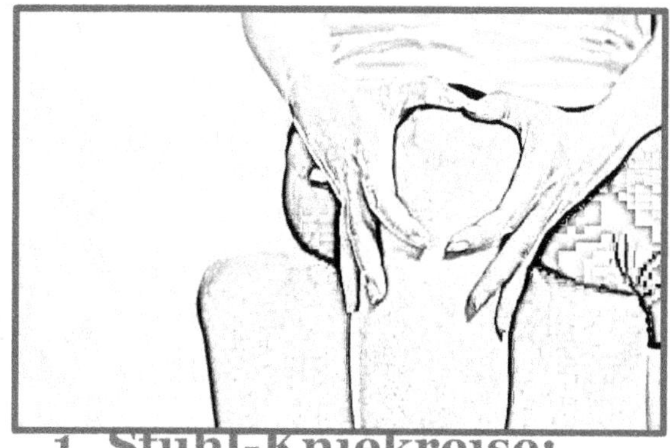

1. Stuhl-Kniekreise:

- **Pose**: Setzen Sie sich bequem mit flachen Füßen auf den Stuhl.

- **Anweisungen**: Heben Sie Ihr rechtes Knie an und drehen Sie es sanft in kreisenden Bewegungen. Wechseln Sie nach einigen Umdrehungen auf das linke Knie.

- **Änderungen**: Führen Sie bei Bedarf kleinere Kreise aus.

- **Atmung**: Atmen Sie für eine Hälfte des Kreises ein, für die andere Hälfte aus.

- **Dauer**: 1-2 Minuten pro Knie.

- **Vorteile**: Fördert die Flexibilität und schmiert die Kniegelenke.

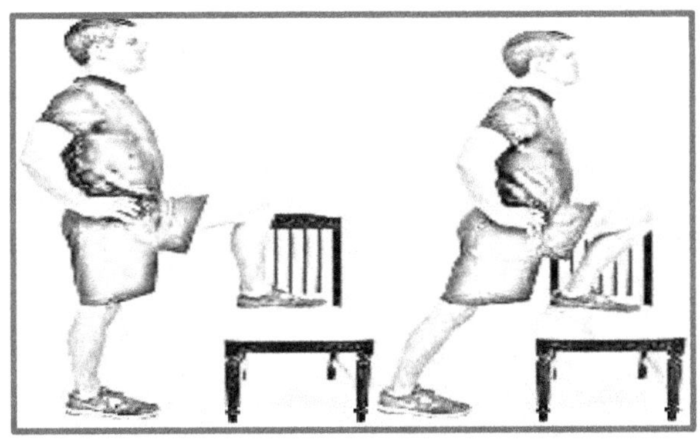

2. Dehnung der Hüftbeuger:

- **Pose**: Setzen Sie sich auf die Stuhlkante.

- **Anweisungen**: Kreuzen Sie Ihren rechten Knöchel über dem linken Knie und drücken

Sie sanft auf das rechte Knie. Halten Sie gedrückt und wechseln Sie dann die Seite.

- **Änderungen**: Verwenden Sie für zusätzliche Unterstützung ein Kissen unter der Hüfte.

- **Atmung**: Atme ein, um aufrecht zu sitzen, und atme aus, um die Dehnung zu vertiefen.

- **Dauer**: 1-2 Minuten pro Seite.

- **Vorteile**: Dehnt und stärkt die Hüftbeuger.

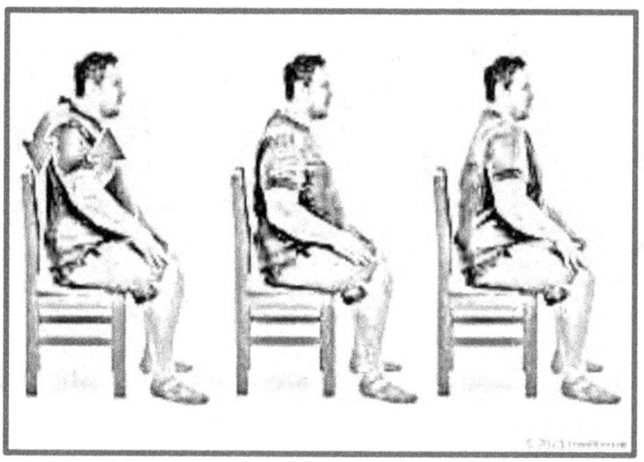

3. Schulterrollen:

- **Pose**: Setzen Sie sich mit flachen Füßen und gerader Wirbelsäule hin.

- **Anweisungen**: Heben Sie Ihre Schultern in Richtung Ihrer Ohren, rollen Sie sie nach hinten und dann nach unten. Wiederholen Sie dies in einer sanften, fließenden Bewegung.

- **Änderungen**: Führen Sie kleinere Schulterbewegungen durch.

- **Atmung**: Atmen Sie ein, um sich zu heben, und atmen Sie aus, um nach unten zu rollen.

- **Dauer**: 2-3 Minuten.

- **Vorteile**: Löst Verspannungen und verbessert die Beweglichkeit der Schultergelenke.

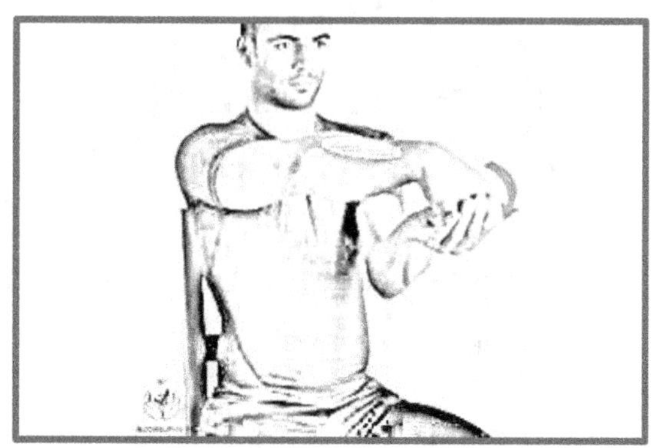

4. Dehnung der Handgelenkbeuger und -strecker:

- **Pose**: Strecken Sie Ihre Arme nach vorne aus, die Handgelenke befinden sich auf Schulterhöhe.

- **Anweisungen**: Beugen Sie die Handgelenke sanft nach unten und oben und spüren Sie die Dehnung im Unterarm und Handgelenk. Wiederholen.

- **Änderungen**: Führen Sie bei Bedarf kleinere Bewegungen aus.

- **Atmung**: Bei einer Bewegung einatmen, bei der anderen ausatmen.

- **Dauer**: 1-2 Minuten.

- **Vorteile**: Fördert die Flexibilität und reduziert die Steifheit der Handgelenke.

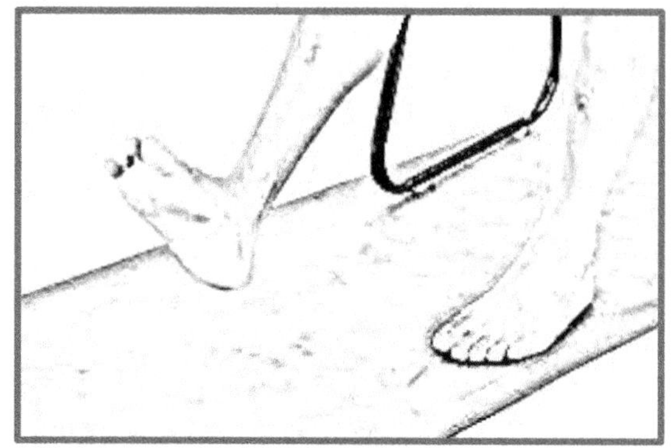

5. Knöchelalphabet:

- **Pose**: Setzen Sie sich mit den Füßen flach auf den Boden.

- **Anweisungen**: Heben Sie Ihren rechten Fuß an und zeichnen Sie das Alphabet mit Ihren Zehen nach. Wechseln Sie nach Abschluss des Alphabets auf den linken Fuß.

- **Änderungen**: Führen Sie kleinere Buchstabenbewegungen aus.

- **Atmung**: Behalten Sie die ganze Zeit einen gleichmäßigen Atem bei.

- **Dauer**: 2-3 Minuten pro Fuß.

- **Vorteile**: Erhöht die Beweglichkeit und Durchblutung der Sprunggelenke.

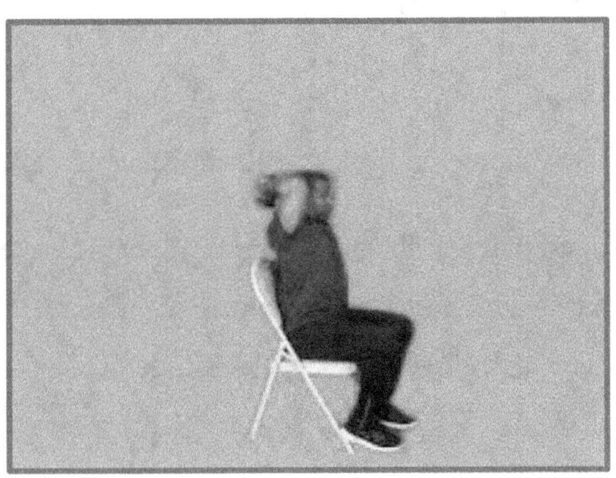

6. Ellenbogenbeugen:

- **Pose**: Sitzen Sie mit gerader Wirbelsäule.

- **Anweisungen**: Beugen Sie Ihren rechten Ellbogen und führen Sie Ihre Hand zur Schulter. Strecken Sie den Arm aus und wiederholen Sie den Vorgang auf der linken Seite.

- **Änderungen**: Benutzen Sie bei Bedarf die andere Hand zur Unterstützung.

- **Atmung**: Zum Beugen einatmen, zum Strecken ausatmen.

- **Dauer**: 1-2 Minuten pro Arm.

- **Vorteile**: Verbessert die Flexibilität und Bewegungsfreiheit der Ellenbogengelenke.

Diese Stuhl-Yoga-Übungen für die Gesundheit der Gelenke sind darauf zugeschnitten, Männer über 50 dabei zu unterstützen, die Flexibilität und Kraft wichtiger Gelenke aufrechtzuerhalten.

Stuhl-Yoga für kognitive Vorteile

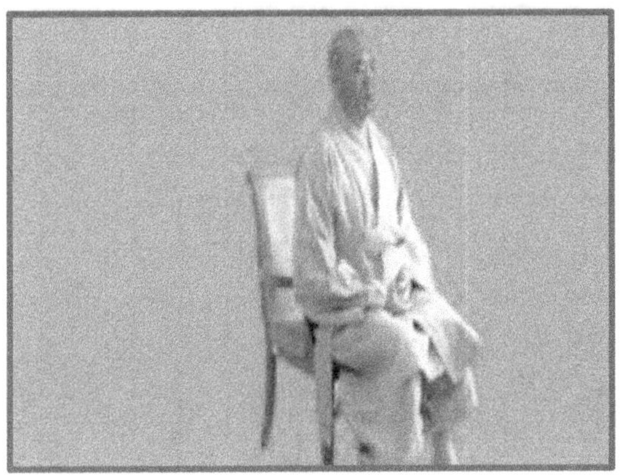

1. Sitzmeditation:

- **Pose**: Sitzen Sie bequem mit gerader Wirbelsäule.

- **Anweisungen**: Schließen Sie die Augen, konzentrieren Sie sich auf Ihren Atem und lassen Sie die Gedanken ohne Anhaftung kommen und gehen. Übe Achtsamkeit.

- **Änderungen**: Verwenden Sie bei Bedarf eine geführte Meditation.

- **Atmung**: Tiefe, bewusste Atemzüge.

- **Dauer**: 5-10 Minuten.

- **Vorteile**: Verbessert die geistige Klarheit, reduziert Stress und fördert die Achtsamkeit.

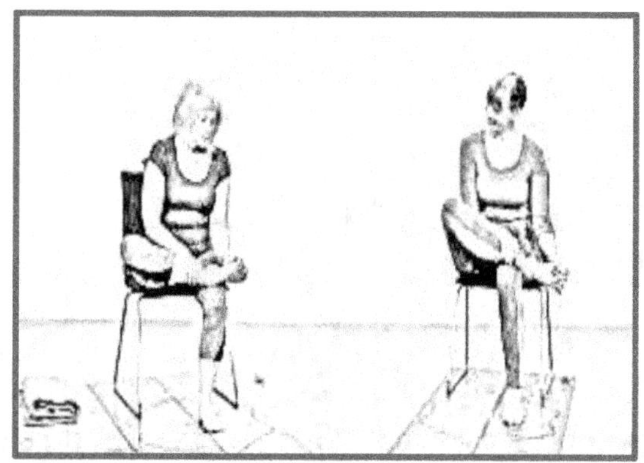

2. Cross-Crawl-Übung:

- **Pose**: Setzen Sie sich mit den Füßen flach auf den Boden.

- **Anweisungen**: Heben Sie Ihr rechtes Knie in Richtung Brust, während Sie es mit der linken Hand berühren. Wechseln Sie in einer Marschbewegung die Seite.

- **Änderungen**: Führen Sie bei Bedarf langsamere Bewegungen aus.

- **Atmung**: Auf der einen Seite einatmen, auf der anderen ausatmen.

- **Dauer**: 2-3 Minuten.

- **Vorteile**: Stimuliert beide Gehirnhälften und verbessert so die Koordination und die kognitiven Funktionen.

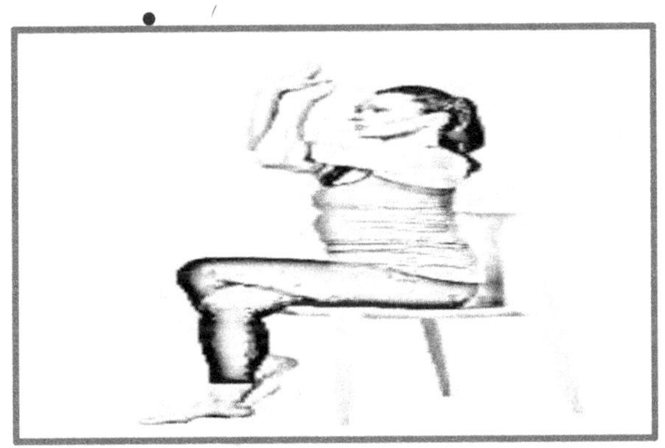

3. Sitzende Adlerhaltung mit Atemfokus:

- **Pose**: Sitzen Sie mit gerader Wirbelsäule.

- **Anweisungen**: Kreuzen Sie Ihren rechten Oberschenkel über den linken und legen Sie

Ihren rechten Fuß um die linke Wade. Konzentrieren Sie sich auf Ihren Atem, während Sie die Pose halten.

- **Änderungen**: Halten Sie die Zehen für zusätzliche Stabilität auf dem Boden.

- **Atmung**: Atmen Sie ein, um aufrecht zu sitzen, und atmen Sie aus, um sich einzuwickeln.

- **Dauer**: 1-2 Minuten pro Seite.

- **Vorteile**: Fördert Konzentration und Fokus.

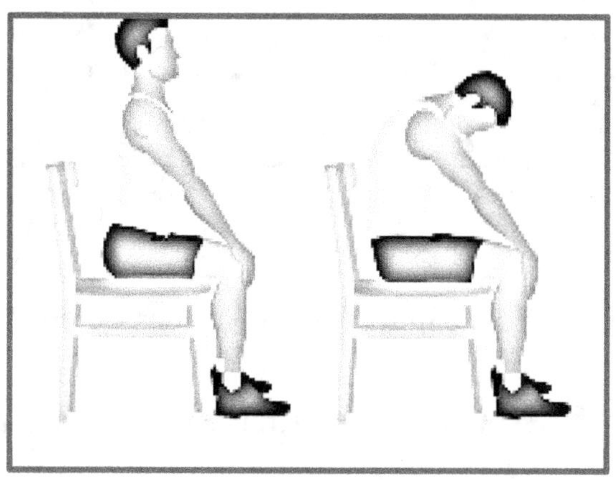

4. Sitzender Katzen-Kuh-Flow mit achtsamer Atmung:

- **Pose**: Sitzen Sie mit gerader Wirbelsäule.

- **Anweisungen**: Atme ein, beuge deinen Rücken und hebe deine Brust. Atmen Sie aus, runden Sie Ihre Wirbelsäule und ziehen Sie Ihr Kinn an. Koordinieren Sie jede Bewegung mit achtsamen Atemzügen.

- **Änderungen**: Führen Sie bei Bedarf langsamere Bewegungen aus.

- **Atmung**: Für den Bogen einatmen, für die Runde ausatmen.

- **Dauer**: 3-5 Minuten.

- **Vorteile**: Verbessert die kognitive Funktion durch achtsame Bewegung.

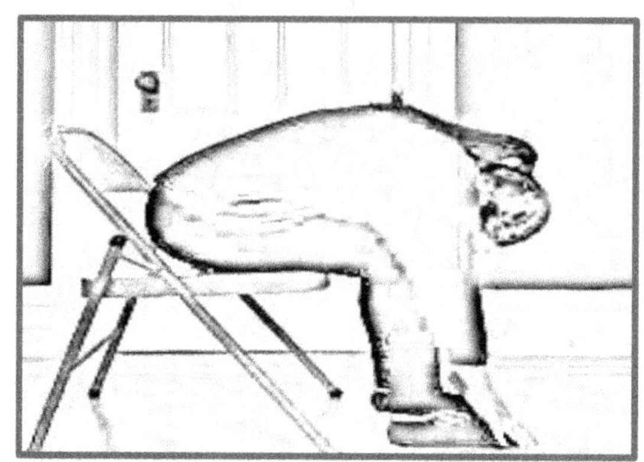

5. Sitzende Vorwärtsbeuge mit Visualisierung:

- **Pose**: Setzen Sie sich mit flachen Füßen und hüftbreit auseinander liegenden Beinen hin.

- **Anweisungen**: Atme ein, strecke deine Wirbelsäule. Atmen Sie aus, beugen Sie die Hüften und strecken Sie die Arme zum Boden. Stellen Sie sich einen ruhigen und klaren mentalen Raum vor.

- **Änderungen**: Beugen Sie die Knie bei Bedarf leicht.

- **Atmung**: Zum Dehnen einatmen, zum Visualisieren ausatmen.

- **Dauer**: 2-3 Minuten.

- **Vorteile**: Fördert geistige Klarheit und Entspannung.

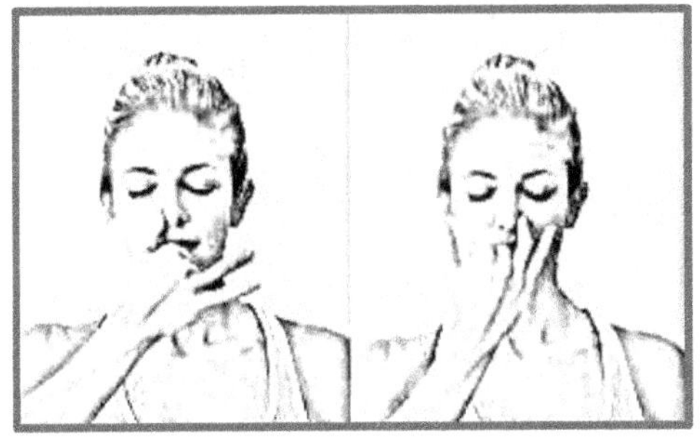

6. Abwechselnde Nasenatmung:

- **Pose**: Sitzen Sie bequem mit gerader Wirbelsäule.

- **Anweisungen**: Schließen Sie mit dem Daumen ein Nasenloch und atmen Sie tief ein. Schließen Sie das andere Nasenloch mit Ihrem Ringfinger und atmen Sie aus. Seiten wechseln und wiederholen.

- **Änderungen***:* Führen Sie in einem angenehmen Tempo durch.

- **Atmung***:* Tiefe, bewusste Atemzüge.

- **Dauer***:* 5-7 Minuten.

- **Vorteile***:* Bringt die Gehirnhälften ins Gleichgewicht, verbessert die Konzentration und reduziert Stress.

Diese Stuhl-Yoga-Übungen zur Verbesserung der kognitiven Fähigkeiten zielen darauf ab, Männer über 50 dabei zu unterstützen, ihre geistige Schärfe und Klarheit zu bewahren.

Stuhl-Yoga in den Alltag integrieren

• Tipps zum Finden von Zeit

1. **Morgenritual:**

   - *Tipp:* Beginnen Sie Ihren Tag mit einer kurzen Stuhl-Yoga-Sitzung, um Körper und Geist zu beleben.

   - *Einzelheiten:* Nehmen Sie sich jeden Morgen 10–15 Minuten Zeit. Wählen Sie einen ruhigen Ort und nutzen Sie ihn als achtsamen Start in den Tag.

2. **Revitalisierung in der Mittagspause:**

   - *Tipp:* Nutzen Sie Ihre Mittagspause für eine kurze Stuhl-Yoga-Sitzung.

   - *Einzelheiten:* Suchen Sie sich einen ruhigen Ort, entweder an Ihrem Schreibtisch oder in einem Pausenbereich. Eine 10-minütige Sitzung kann dabei helfen, Verspannungen von morgendlichen Aktivitäten zu lösen und Ihre Energie für den Nachmittag zu steigern.

3. **Abendliche Entspannung:**

- *Tipp:* Lassen Sie den Abend bei einer entspannenden Stuhl-Yoga-Routine ausklingen.

- *Einzelheiten:* Nehmen Sie sich 15 bis 20 Minuten vor dem Schlafengehen Zeit, um Stress abzubauen und einen besseren Schlaf zu fördern. Konzentrieren Sie sich auf sanfte Dehnübungen und beruhigende Atemübungen.

4. **TV-Zeit-Multitasking:**

- *Tipp:* Kombinieren Sie Stuhlyoga mit Ihrer Lieblingsfernsehsendung oder Ihrem Lieblingsfilm.

- *Einzelheiten:* Machen Sie einfache Dehnübungen oder Sitzpositionen, während Sie fernsehen. Es verleiht Ihrer Entspannungszeit eine zusätzliche Ebene des Vergnügens.

5. **Geselligkeit mit Yoga:**

- *Tipp:* Integrieren Sie Stuhlyoga in gesellschaftliche Zusammenkünfte.

- *Einzelheiten:* Teilen Sie Yoga-Übungen auf dem Stuhl mit Freunden oder der Familie. Es kann zu einer unterhaltsamen und gesunden Gruppenaktivität werden, die ein unterstützendes Umfeld fördert.

6. **Erinnerungen festlegen:**

- *Tipp:* Nutzen Sie Technologie, um Sie an Ihre Yoga-Routine auf dem Stuhl zu erinnern.

- *Einzelheiten:* Legen Sie tägliche Erinnerungen auf Ihrem Telefon oder

Kalender fest. Konsistenz ist der Schlüssel und Erinnerungen können dabei helfen, eine regelmäßige Praxis zu etablieren.

7. **Anpassbare Pausen am Arbeitsplatz:**

- *Tipp:* Planen Sie während der Arbeitszeit kurze Stuhl-Yoga-Pausen ein.

- *Einzelheiten:* Machen Sie alle paar Stunden 5-minütige Pausen, um sich zu dehnen und zu entspannen. Es verbessert die Konzentration und reduziert die Belastung durch längeres Sitzen.

8. **Wochenend-Retreat:**

- *Tipp:* Widmen Sie einen Teil Ihres Wochenendes einer längeren Stuhl-Yoga-Sitzung.

- *Einzelheiten:* Planen Sie an einem Wochenendmorgen oder -nachmittag 30 Minuten oder mehr ein. Es ist eine großartige Möglichkeit, Ihre Praxis ohne zeitliche Einschränkungen zu vertiefen.

9. **Familienbeteiligung:**

- *Tipp:* Beziehen Sie Familienmitglieder in Ihre Stuhl-Yoga-Routine ein.

- *Einzelheiten:* Ermutigen Sie Ihren Ehepartner, Ihre Kinder oder Enkelkinder, mitzumachen. Es schafft ein gemeinsames Erlebnis und fördert das allgemeine Wohlbefinden der Familie.

10. **Hören Sie auf Ihren Körper:**

- *Tipp:* Achten Sie auf die Bedürfnisse und Grenzen Ihres Körpers.

- *Einzelheiten:* Passen Sie die Dauer und Intensität an, je nachdem, wie Sie sich jeden Tag fühlen. Yoga auf dem Stuhl ist anpassungsfähig und wenn Sie auf Ihren Körper hören, ist die Praxis sicher und angenehm.

Eine Routine erstellen

Um Stuhlyoga zu einem festen und nachhaltigen Bestandteil des täglichen Lebens zu machen, ist die Schaffung einer Routine von entscheidender Bedeutung. Hier finden Sie umfassende und detaillierte Tipps zum Aufbau einer Stuhl-Yoga-Routine für Männer über 50:

1. **Definieren Sie Ihre Ziele:**

   - *Tipp:* Definieren Sie klar Ihre Stuhl-Yoga-Ziele, um Ihre Routine individuell anzupassen.

   - *Einzelheiten:* Ganz gleich, ob es um Flexibilität, Kraft, Stressabbau oder eine Kombination daraus geht: Wenn Sie Ihre Ziele verstehen, können Sie Ihre Routine effektiv strukturieren.

2. **Wählen Sie eine konsistente Zeit:**

   - *Tipp:* Legen Sie jeden Tag eine bestimmte Zeit für Ihre Yoga-Übungen auf dem Stuhl fest.

- *Einzelheiten:* Konsistenz ist der Schlüssel. Ob morgens, mittags oder abends, eine feste Zeit hilft dabei, eine Gewohnheit zu entwickeln.

3. **Fangen Sie klein und schrittweise an:**

   - *Tipp:* Beginnen Sie mit einer überschaubaren Dauer und steigern Sie diese schrittweise.

   - *Einzelheiten:* Beginnen Sie mit 10–15 Minuten und fügen Sie jede Woche einige Minuten hinzu. Dieser Ansatz verhindert eine Überforderung und gewährleistet ein langfristiges Engagement.

4. **Mischen Sie es:**

   - *Tipp:* Schaffen Sie eine abwechslungsreiche Routine, um die Dinge interessant zu halten.

   - *Einzelheiten:* Integrieren Sie eine Vielzahl von Übungen aus verschiedenen Kategorien – Beweglichkeit, Kraft, Stressabbau usw.

Dies verhindert Monotonie und beansprucht verschiedene Muskelgruppen.

5. Integrieren Sie tägliche Rituale:

- *Tipp:* Integrieren Sie Stuhlyoga in bestehende tägliche Rituale.

- *Einzelheiten:* Kombinieren Sie es mit dem Zähneputzen, dem Warten auf Ihren Kaffee oder einer anderen gewohnheitsmäßigen Aktivität. Dies hilft, die Praxis in Ihrer Routine zu verankern.

6. Personalisierte Sequenzierung:

- *Tipp:* Entwickeln Sie eine Sequenz, die Ihren Vorlieben und Bedürfnissen entspricht.

- *Einzelheiten:* Organisieren Sie Ihre Routine basierend auf Ihrem Energieniveau im Laufe des Tages. Zum Beispiel energiespendende Posen am Morgen und entspannende Posen vor dem Schlafengehen.

7. **Nutzen Sie Wochentags- und Wochenendvariationen:**

- *Tipp:* Passen Sie Ihren Tagesablauf an Wochentagen und Wochenenden an.

- *Einzelheiten:* Kürzere Sitzungen an geschäftigen Wochentagen und längere, entspanntere Übungen am Wochenende ermöglichen Flexibilität innerhalb der Routine.

8. **Berücksichtigen Sie Zeitbeschränkungen:**

- *Tipp:* Halten Sie für arbeitsreiche Tage eine komprimierte Version bereit.

- *Einzelheiten:* Entwickeln Sie eine 5–10-minütige Routine für Tage, an denen die Zeit begrenzt ist. Dies stellt sicher, dass Sie auch bei hektischen Terminen weiterhin Ihrer Praxis nachgehen können.

9. **Erstellen Sie einen speziellen Bereich:**

- *Tipp:* Legen Sie einen bestimmten Bereich für Ihre Yoga-Übungen auf dem Stuhl fest.

- *Einzelheiten:* Dies könnte eine Ecke Ihres Wohnzimmers oder ein ruhiger Ort im Freien sein. Ein eigener Raum verstärkt den Sinn für Rituale.

10. Reflektieren und anpassen:

- *Tipp:* Überprüfen und passen Sie Ihre Routine regelmäßig an.

- *Einzelheiten:* Informieren Sie sich über Ihre Ziele, Ihr Energieniveau und Ihre Vorlieben. Nehmen Sie Anpassungen vor, um Ihre Yoga-Routine auf dem Stuhl dynamisch zu halten und auf Ihre Bedürfnisse abzustimmen.

11. Integrieren Sie achtsame Elemente:

- *Tipp:* Bringen Sie Achtsamkeit in Ihre Routine ein.

- *Einzelheiten:* Beginnen und beenden Sie jede Sitzung mit ein paar Momenten achtsamer Atmung oder Dankbarkeit. Dadurch entsteht eine ganzheitliche und zentrierte Praxis.

• Überwindung potenzieller Hindernisse

Die Überwindung potenzieller Hindernisse ist ein entscheidender Aspekt, um die Nachhaltigkeit einer Stuhl-Yoga-Praxis sicherzustellen. Hier finden Sie umfassende und detaillierte Tipps zur Überwindung potenzieller Hindernisse für Männer über 50:

1. **Behebung von Zeitbeschränkungen:**

   - *Tipp:* Teilen Sie Ihre Routine in kürzere Sitzungen auf.

   - *Einzelheiten:* Wenn die Zeit eine Herausforderung ist, streben Sie mehrere kurze Sitzungen über den Tag verteilt an. Es kann so effektiv sein wie eine einzelne längere Sitzung.

2. **Anpassung an körperliche Einschränkungen:**

- *Tipp:* Ändern Sie die Posen, um sie an die Bedürfnisse Ihres Körpers anzupassen.

- *Einzelheiten:* Wenn bestimmte Posen eine Herausforderung darstellen, finden Sie Variationen oder verwenden Sie Requisiten zur Unterstützung. Der Schlüssel liegt darin, Sicherheit und Komfort in den Vordergrund zu stellen.

3. **Umgang mit Müdigkeit:**

- *Tipp:* Passen Sie Ihre Routine an Ihr Energieniveau an.

- *Einzelheiten:* Konzentrieren Sie sich an Tagen mit Müdigkeit auf sanfte Dehnübungen und Atemübungen. Bewahren

Sie anspruchsvollere Posen auf, wenn Sie
sich energiegeladener fühlen.

4. **Den Aufschub überwinden:**

- *Tipp:* Setzen Sie sich realistische und
  erreichbare Ziele.

- *Einzelheiten:* Beginnen Sie mit kurzen
  Sitzungen und steigern Sie diese
  schrittweise. Kleinere, erreichbare Ziele
  überwinden die Hürde des Aufschiebens
  eher.

5. **Eine unterstützende Umgebung schaffen:**

- *Tipp:* Kommunizieren Sie Ihre Stuhl-Yoga-
  Ziele mit Ihren Mitmenschen.

- *Einzelheiten:* Informieren Sie Familie oder
  Freunde über Ihre Praxis. Ein
  unterstützendes Umfeld fördert die
  Beständigkeit.

6. **Integration von Achtsamkeit für den Fokus:**

- *Tipp:* Integrieren Sie Achtsamkeit, um mentale Hindernisse zu überwinden.

- *Einzelheiten:* Machen Sie kurze Achtsamkeitsübungen, um sich zu zentrieren, bevor Sie mit der Yoga-Übung auf dem Stuhl beginnen. Dies hilft, mentale Barrieren zu überwinden.

7. **Umgang mit Ablenkungen:**

- *Tipp:* Wählen Sie einen ruhigen Ort und minimieren Sie Ablenkungen.

- *Einzelheiten:* Wählen Sie einen Ort, an dem Sie sich ohne Unterbrechungen konzentrieren können. Schalten Sie während Ihres Trainings elektronische Geräte aus, um ein intensives Erlebnis zu gewährleisten.

8. **Anpassung an Reisen oder Änderung der Routine:**

- *Tipp:* Entwickeln Sie eine Yoga-Routine auf einem tragbaren Stuhl.

- *Einzelheiten:* Erstellen Sie eine komprimierte Routine, die im Hotelzimmer oder auf Reisen durchgeführt werden kann. Anpassungsfähigkeit ist der Schlüssel zur Überwindung von Störungen.

9. **Beschwerden überwinden:**

- *Tipp:* Hören Sie auf Ihren Körper und nehmen Sie die notwendigen Anpassungen vor.

- *Einzelheiten:* Wenn Sie Unbehagen verspüren, ändern Sie die Pose oder lassen Sie sie ganz aus. Schmerzen sollten nicht Teil der Praxis sein.

10. **Aufbau von Konsistenz durch Verantwortlichkeit:**

- *Tipp:* Teilen Sie Ihre Ziele mit einem Verantwortungspartner.

- *Einzelheiten:* Ob ein Freund, ein Familienmitglied oder eine Online-

Community: Wenn Sie jemanden haben, mit dem Sie Ihre Fortschritte teilen können, kann dies die Motivation steigern.

11. Kleine Erfolge anerkennen und feiern:

- *Tipp:* Erkennen Sie Ihre Erfolge an und feiern Sie sie.

- *Einzelheiten:* Selbst ein kleiner Fortschritt ist ein Sieg. Feiern Sie das Erreichen von Meilensteinen, um motiviert zu bleiben und positive Gewohnheiten zu festigen.

20 FORTGESCHRITTENE CHAIR-YOGA-ÜBUNGEN

Flexibilität:

1. **Sitzende Vorwärtsbeugedrehung:**

   - *Anweisungen:* Drehen Sie Ihren Oberkörper aus einer sitzenden Vorwärtsbeuge zur Seite und strecken Sie eine Hand in Richtung des gegenüberliegenden Fußes.

2. **Fortgeschrittene seitliche Dehnung im Sitzen:**

   - *Anweisungen:* Strecken Sie ein Bein aus und beugen Sie das andere, wobei Sie für eine intensive seitliche Dehnung über das gestreckte Bein greifen.

3. **Erweiterte Dreieckshaltung:**

   - *Anweisungen:* Setzen Sie sich mit gespreizten Beinen hin, lehnen Sie sich zur Seite und strecken Sie Ihren Arm nach unten zum Fuß. Auf der anderen Seite wiederholen.

4. Sitzende Taubenhaltung:

- *Anweisungen:* Bringen Sie einen Knöchel über das gegenüberliegende Knie und drücken Sie das angehobene Knie sanft nach unten, um eine tiefe Hüftdehnung zu erreichen.

Stärke:

5. Stuhl Krieger II:

- *Anweisungen:* Sitzen Sie mit ausgestrecktem Bein und angewinkeltem anderen Bein im 90-Grad-Winkel. Strecken Sie Ihre Arme parallel zum Boden aus.

6. Sitzende Bootshaltung:

- *Anweisungen:* Setzen Sie sich an die Stuhlkante, lehnen Sie sich zurück und heben Sie Ihre Beine in Richtung einer Tischposition, um den Rumpf zu berühren.

7. **Vorsitzender Chaturanga Dandasana:**

- *Anweisungen:* Legen Sie die Hände auf die Stuhlkante, treten Sie zurück und senken Sie Ihren Körper in eine modifizierte Chaturanga-Position.

8. **Sitzende Stuhlplanke mit Beinlift:**

- *Anweisungen:* Heben Sie aus der Plankenposition jeweils ein Bein an, um den Rumpf und die Beine zusätzlich zu fordern.

Gleichgewicht:

9. **Variation der sitzenden Baumhaltung:**

- *Anweisungen:* Heben Sie einen Fuß vom Boden ab und stellen Sie ihn auf die Innenseite des Oberschenkels des anderen Beins. Halten Sie dabei das Gleichgewicht.

10. **Sitzende Halbmond-Pose:**

- *Anweisungen:* Strecken Sie aus sitzender Position ein Bein aus und greifen Sie zu den

Zehen, während Sie den gegenüberliegenden Arm anheben, um das Gleichgewicht zu halten.

11. Stuhl-Adler-Pose:

- *Anweisungen:* Kreuzen Sie einen Oberschenkel über den anderen und wickeln Sie den Fuß hinter die Wade. Bringen Sie die Arme in eine Adlerarmposition.

12. Stuhltänzer-Pose:

- *Anweisungen:* Halten Sie sich an der Stuhllehne fest, heben Sie ein Bein nach hinten und strecken Sie den anderen Arm nach vorne, um eine anmutige Pose einzunehmen.

Entspannung:

13. Sitzende Wirbelsäulendrehung mit Armbindung:

- *Anweisungen:* Drehen Sie Ihren Oberkörper und binden Sie Ihre Hände hinter Ihrem Rücken, um Brust und Schultern zu öffnen.

14. Sitzender Herzöffner:

- *Anweisungen:* Setzen Sie sich aufrecht hin, verschränken Sie Ihre Finger hinter Ihrem Rücken und heben Sie Ihre Arme für eine herzöffnende Dehnung.

Gesundheit der Gelenke:

15. Handgelenksdehnung im Sitzen:

- *Anweisungen:* Strecken Sie Ihren Arm nach vorne aus und drücken Sie mit der anderen Hand sanft auf die Fingerspitzen, um das Handgelenk zu strecken.

16. Knöcheldehnung im Sitzen:

- *Anweisungen:* Kreuzen Sie einen Knöchel über dem gegenüberliegenden Knie und drücken Sie das angehobene Knie sanft nach unten, um den Knöchel zu strecken.

Kognitive Vorteile:

17. Sitzmeditation mit Atemanhalten:

- *Anweisungen:* Üben Sie Sitzmeditation mit längerem Atemanhalten und konzentrieren Sie sich dabei auf die Konzentration.

18. Stuhl Yoga Mudra Meditation:

- *Anweisungen:* Setzen Sie sich bequem hin, führen Sie Ihre Hände zu einer Mudra (symbolische Geste) und meditieren Sie über Ihre Absicht.

19. Sitzendes Stuhl-Yoga Nadi Shodhana (abwechselnde Nasenlochatmung):

- *Anweisungen:* Üben Sie die abwechselnde Nasenlochatmung im Sitzen, um die geistige Klarheit zu verbessern.

20. Fortgeschrittener sitzender Katzen-Kuh-Flow mit achtsamen Affirmationen:

- *Anweisungen:* Kombinieren Sie den sitzenden Katzen-Kuh-Fluss mit achtsamen Affirmationen, um die kognitiven Vorteile zu steigern.

Diese fortgeschrittenen Stuhl-Yoga-Übungen bieten eine herausfordernde und dennoch lohnende Weiterentwicklung für diejenigen, die ihre Praxis vertiefen möchten

28-TÄGIGE CHAIR-YOGA-CHALLENGE

Willkommen zur „28-Tage-Stuhl-Yoga-Challenge"! Obwohl wir den Begriff „Herausforderung" verwenden, ist es unsere Absicht, Sie auf einer Reise des persönlichen Wachstums und Wohlbefindens zu inspirieren und zu motivieren. Dabei geht es nicht um extreme Schwierigkeiten, sondern um ein Engagement für die eigene Gesundheit und Vitalität. Jeder Tag bietet die Möglichkeit, die Vorteile des Stuhlyoga zu erkunden und dabei schrittweise Kraft, Flexibilität und Achtsamkeit aufzubauen. Genießen Sie die Reise, feiern Sie Ihre Erfolge und machen Sie dieses 28-tägige Erlebnis zu einem einzigartigen Erlebnis.

Woche 1: Grundlagen und Erwachen der Achtsamkeit

- **Tag 1-2: Sitzende Erdungsmeditation**

- Sanfte Einführung in das Stuhlyoga mit
  Schwerpunkt auf erdender Atemarbeit und
  Beruhigung des Geistes.

- **Tag 3–4: Sitzpositionen erkunden**

  - Einführung in grundlegende Sitzhaltungen,
    wobei die richtige Ausrichtung und
    Körperwahrnehmung im Vordergrund
    stehen.

- **Tag 5-7: Achtsame Bewegungsfusion**

  - Kombinieren Sie Atemarbeit mit einfachen
    Dehnübungen und schaffen Sie so einen
    nahtlosen Fluss, um Achtsamkeit und
    Flexibilität zu fördern.

Woche 2: Flexibilitätsfluss

- **Tag 8–10: Sanfte Drehungen und
  Entspannungen der Wirbelsäule**

  - Integrieren Sie Drehungen, um die
    Flexibilität der Wirbelsäule zu verbessern

und Verspannungen zu lösen. Betonen Sie
die Bedeutung der Atemsynchronisation.

- **Tag 11–14: Dehnvarianten im Sitzen**

  - Entdecken Sie verschiedene Dehnübungen
    im Sitzen, die verschiedene Muskelgruppen
    ansprechen. Ermutigen Sie die Teilnehmer,
    die Empfindungen zu genießen und ihre
    Dehnübungen nach und nach zu vertiefen.

Woche 3: Kraftharmonie

- **Tag 15–17: Kernaktivierung und Stabilität**

  - Führen Sie Stuhl-Yoga-Posen ein, die sich
    auf die Einbindung des Rumpfes
    konzentrieren, um Kraft und Stabilität zu
    erreichen. Betonen Sie kontrollierte
    Bewegungen.

- **Tag 18–21: Arm- und Beinstärkung**

  - Integrieren Sie Posen, die Arme und Beine
    beanspruchen, um Kraft aufzubauen. Stellen

Sie Variationen bereit, um unterschiedlichen Fitnessniveaus gerecht zu werden.

Woche 4: Balance zwischen Symphonie und Integration

- **Tag 22–24: Balanceakt**

  - Entdecken Sie Stuhl-Yoga-Posen, die das Gleichgewicht und die Koordination verbessern. Ermutigen Sie die Teilnehmer, Stabilität in den Bewegungen zu finden.

- **Tag 25–27: Fließende Übergänge**

  - Integrieren Sie Posen der vergangenen Wochen in eine fließende Abfolge. Betonen Sie den sanften Übergang zwischen den Bewegungen für ein ganzheitliches Erlebnis.

- **Tag 28: Feier und Reflexion**

  - Lassen Sie die Reise Revue passieren, feiern Sie Erfolge und denken Sie über die Vorteile der 28-tägigen Stuhl-Yoga-Praxis nach.

Fördern Sie die kontinuierliche Erkundung
und Integration in das tägliche Leben.

ABSCHLUSS

Während wir die letzten Seiten dieses Stuhl-Yoga-Leitfadens für Männer über 50 erreichen, möchte ich meine Dankbarkeit dafür zum Ausdruck bringen, dass ich diese Reise mitgemacht habe. Stuhlyoga besteht nicht nur aus einer Reihe von Übungen; Es ist eine Einladung zu einem ganzheitlichen Wellness-Ansatz, der Ihr körperliches, geistiges und emotionales Wohlbefinden umfasst.

In den vorangegangenen Kapiteln haben wir die Grundlagen des Stuhl-Yoga erkundet – von umfassenden Einführungen bis hin zu Sicherheitstipps, Gesundheitsvorteilen speziell für Männer über 50 und einer vielfältigen Auswahl an Übungen zur Verbesserung von Flexibilität, Kraft, Gleichgewicht, Stressabbau und Gelenkgesundheit und kognitive Funktion.

Über die Körperhaltung hinaus ist Stuhlyoga eine Praxis der Selbstfindung. Es geht darum, die Bedürfnisse Ihres Körpers zu verstehen, Achtsamkeit zu kultivieren und Freude an der Bewegung zu finden. Ganz gleich, ob Sie gerade erst begonnen haben oder bereits die transformative

Wirkung spüren: Denken Sie daran, dass jeder Atemzug, jede Dehnung und jeder Moment der Achtsamkeit zu Ihrem allgemeinen Wohlbefinden beiträgt.

Lassen Sie dieses Buch beim Schließen als Leitfaden für Ihren weiteren Weg zum Wohlbefinden dienen. Stuhlyoga ist kein Ziel, sondern eine kontinuierliche Erkundung – ein Weg, den Sie in die Struktur Ihres täglichen Lebens integrieren können. Genießen Sie die Stille, genießen Sie die Bewegung und schätzen Sie die Verbindung zwischen Geist, Körper und Seele.

Mögen diese Praktiken Sie auf einem Weg der Selbstfürsorge, Belastbarkeit und Freude begleiten. Ihr Wohlbefinden steht an erster Stelle und mit jeder Yoga-Sitzung auf dem Stuhl investieren Sie in das wertvollste Gut – sich selbst.

Ich wünsche Ihnen Kraft, Flexibilität und reichlich Wohlbefinden auf Ihrer Stuhl-Yoga-Reise.

* 9 7 9 8 8 7 9 1 0 7 3 7 1 *